リワークの始め方とレベルアップガイド
―みんなで喜びを分かち合えるプログラムを目指して―

著

寺尾 岳　　要 斉　　中島美鈴　　山下 瞳

JN028469

星和書店

は じ め に

　精神科のデイケアと言えば，以前は統合失調症の外来患者が活動する場所を人々は思い浮かべたものですが，最近では，うつ病の外来患者がリワークをする場所という認識が広まっているように思います。このリワークを医療者が実際に始めてみると，患者の復職に貢献するという喜びを実感することができる一方で，復職に至るまでにはさまざまな困難が患者側にも医療者側にも待ち受けています。そのような困難をどのように乗り越えていけばよいのか，登山にたとえると，頂上に到達するために，いろんな道がある中でどの道を何に気をつけてどれくらいのペースで登っていけばよいのか，わかりやすい解説のついた地図が手元にあれば，患者も医療者も安心して山を登ることができると思います。

　この本はそのような目的で企画されたものです。読者として想定しているのは，リワークを始めようとする，あるいはリワークをレベルアップしようとする，さらには施設認定を受けようとする，医師，看護師，臨床心理士，精神保健福祉士など医療職の方々です。リワークに関して，すでにさまざまな良書が出版されている中で，「屋上屋を重ねる」感はありますが，これまでのリワークで問題になっていたことを整理して，それを解決できるような経験や知識を提供できるような内容にしてみました。

　そのために，4名の著者が分担執筆しています。日本うつ病リワーク協会で理事を務めている大分大学精神科の寺尾と，同じく理事のかなめクリニックの要，注意欠如・多動症や自閉スペクトラム症の認知行動療法を専門とする中島心理相談所の中島，大分大学精神科デイケアセンターでリワークを立ち上げ運営している山下です。

　この本はどこから読んでも構いませんが，リワークのことをまったく知らない方は最初から順序通りに読んでいただくことをお勧めします。すでにリワークのことを知っている方は，必要なところ，興味をひかれるとこ

ろから読み始めると効率的です。なお，症例提示に際しては，個人的な属性はできるだけ削除して匿名性を保ち，さらに本筋を損ねない範囲で経過を改変して記載しました。

寺尾　岳

目　次

第 1 章　リワークの現状と問題点

要　斉

「精神的な不調で仕事に行けなくなったり，職場になじめなくなった方たちが，生きる元気をとりもどし，働く自信をつけて，仕事にもどるためのサポートを受ける」，そんな取り組みを医療リワークプログラムでは提供しています。医療リワークを通して，私たちもいろいろなことを教えてもらいました。医療リワークにはドラマがあります。落胆や絶望の淵を経験した主人公が，少しずつ自信を取り戻し，仲間とともに，日々のやすらぎや楽しみを見出せるようになります。目に光がもどり，見える景色もよみがえってきます。やがて，不安を受けとめながらも，自らの人生を心機一転，七転び八起きの覚悟をもって，ふたたび歩みはじめていかれます。それぞれに希望をもって。

　そのような医療リワークプログラムは，世の中の必要な人たちに求められて，日本各地で広く取り組まれるようになっています。著者（要）は福岡県北九州市でかなめクリニックという精神科クリニックを経営しています。リワークプログラムに至る経緯としては，2006 年に開業し，まずは社交不安症などへの通院集団精神療法を行っていました。これを利用された方々の中には，回復へもうひと押しすると，休職から復職への弾みとなる方も多くみられるようになり，手ごたえを感じていました。その流れから，リワークプログラムに必要性と魅力を強く感じ，2011 年より認知行

動療法を含む集団療法を行える精神科デイケアの枠内でリワークプログラムを開始しています。

　リワークという言葉は，Return to Work の略語のようなもので，復職や再就職支援を意味します。日本うつ病リワーク協会（https://www.utsu-rework.org/rework/）では施行主体により次の3分類を掲載しています。

* 医療リワーク：医療機関が行う。健康保険を使う休職者を対象とした復職支援。診断を含む精神科治療と再休職予防を行う。
* 職リハリワーク：障害者職業センターが行う。労働保険を使う休職者を対象とした復職支援。
* 職場リワーク：復職先の企業や EAP（従業員支援プログラム）が行う。企業負担。労働させてよいかの見極め。

　この本では，医療リワーク＝リワークとして表記し，私たちの経験に基づいてリワークの現状と問題点を解説し，せっかく始めたリワークを，さらにレベルアップする方法を，みなさまへお届けできればと思います。なお，『うつ病リワークプログラムのはじめ方』[14)]，『うつ病リワークプログラムの続け方』[15)] の2冊はリワークを行ううえで，最初の必読本となりますので，ぜひあわせてお読みください。私たちも，多くのことをこの本より学び，何度も読み直しています。

1. リワークの場所，スタッフ，1週間のスケジュール， プログラム内容

　リワークの多くは，1日6時間の精神科デイケア保険点数を用いて，精神科医師と多職種スタッフとで行われています。精神科デイケアを行うには，利用者1人あたり，3.3㎡（小規模），または4㎡（大規模）以上の施

表1-1　リワークプログラム週間カリキュラム

a. 第1期

	月	火	水	木	金
AM	スポーツ	心理教育 （生活を知ろう） 認知行動療法 （認知を知ろう）	マンスリーチェック	オフィスワーク	マインドフルネス
PM	オフィスワーク		オフィスワーク		スポーツ

b. 第2, 3期

	月	火		水	木	金
AM	ACT／スポーツ	心理教育 （生活を知ろう） 認知行動療法 （認知を知ろう）	オフィスワーク	マンスリーチェック	認知行動療法／オフィスワーク	マインドフルネス
PM	時間管理／オフィスワーク	ディベート アサーション		オフィスワーク	振り返り・ロールプレイ	スポーツ

※□ クローズドプログラム

設面積を確保し，3人：30人（資格スタッフ：利用者）以上の比率で決められた資格スタッフを配置する必要があります。資格スタッフとなるのは，看護師，作業療法士，公認心理師，精神保健福祉士など多職種にわたります。この多職種スタッフを中心に，職場を想定した取り組みのできるデイケアルームと，個別の相談室，スタッフルームとを確保します。デイケアルームは，同一スペースをスタッキング（積み重ねて，コンパクトに収納できる）テーブルとチェアを使うことで，いろいろなスタイルで使えるようにしておくと便利です。個別作業時，ミーティング時，スポーツを行う時，などでテーブルとチェアのフォーメーションを変えたり片づけたりして使います。詳しくは，『うつ病リワークプログラムのはじめ方』[14]の「8章：リワークプログラムの実務」をご参照ください。

　リワークプログラムは3期に分けるのが標準ですが，第1期は表1-1

に示すような内容で行っています。まずは個別作業や軽度のスポーツなど
負荷の少ない基礎プログラムから参加してもらいます。心理教育（生活を
知ろう）では，健康的な睡眠や食生活，運動，リラクゼーション方法など
をグループで学びます。認知行動療法（認知を知ろう）（『私らしさよ，こ
んにちは—5日間の新しい集団認知行動療法ワークブック—』中島美鈴先
生著をもとに作成）は，全4回の誰もが（途中からでも）自由に参加する
ことのできるオープンな，低強度の認知行動療法です。オフィスワークの
時間には，生活記録を通しての生活の見直しや，読書課題をしてもらいま
す。第1期のねらいは，少しずつ負荷をかけながら徐々にリワーク集団へ
と慣れてもらうこと，生活を立て直して体力をつけること，病気（うつ）
を知り，病気をよく回復させていくことです。

　第2，3期は（表1-1参照），クローズド（最大8名までの固定した利
用者で開始し，途中からの新たな参加を認めない）プログラムである，集
団の認知行動療法，ACT（アクセプタンス＆コミットメント・セラピー：
価値に向けての行動活性化とマインドフルネスを組み合わせた形の治療
法），時間管理プログラムを行うことで，参加者の凝集性を高めたうえで，
レベルアップした取り組みを行います。このようなプログラムを用意する
ことで，第1，2，3期の回復やリワーク進捗に応じた取り組みとなるよう
にしています。

　当院リワークプログラムの活動内容を表1-2で説明しています。実際
のリワークデイケアプログラム例を表1-3に示します。プログラムの多
くは最初から確立していたものではありません。当院がリワークを開始し
てから，先輩リワーク施設の見学などを通して，これは良いと思うプログ
ラムを少しずつ取り入れてきて，現在に至ります。それらすべての恩恵に
深く感謝しています。

表1-2　リワークプログラムの活動内容

活動名	内容・目的
ACT	集団にて苦痛や不安にとらわれず（マインドフルネス・受容），価値にむかっての行動（行動活性化）をとるスキルを体験を通して学ぶ。
オフィスワーク	主に個別に設定した課題に沿って計画的に作業を行う。作業遂行能力，集中力，疲労度，計画性などの確認や向上を目的とする。
心理教育	疾病理解，症状の自己理解（セルフモニタリングとコントロール），再発予防，リハビリ等に関する知識や情報の提供を行う。各専門職が講義形式で行い，問題への対処スキルの獲得を援助する。
認知行動療法	集団認知行動療法を行い，物事の捉え方や傾向，パターンを知り自己理解を深め，思考の柔軟性，問題解決能力を身につける。「認知を知ろう」として導入期（第1期）も参加できる簡易オープンプログラムもある。
ディベート	議論するゲームであるディベートを通して，自分の意見を論理的に主張する練習を行う。本意とは異なる立場からも柔軟に思考することで多角的視点を持つ体験にもつながる。また，議論する過程での心の変化，葛藤に気づき，その時にとった自己の行動パターンについても理解を促す。
アサーション	講義，ロールプレイを通じて適切な自己表現を身につける。
スポーツ	卓球，ビーチバレーなどの軽度のスポーツを行う。体力向上，気分転換を図るだけでなく集団活動を通して適応能力や適応パターンを把握，疲労度の確認を行う。
振り返り発表	個別で作成した不調に至った経緯や自己分析，再発予防策等をグループの中で発表し意見交換を行う。自己開示を行いながら他者と共有することで，客観的な視点・解釈を持ち，自己内省を深めていくことを目的としている。他者からのフィードバックを取り入れる場ともなる。
ロールプレイ	過去にうまくいかなかった場面を再現し，その時の思考や感情，体の反応を再体験することで，自身の認知傾向，対人パターンを知る。他者からのフィードバックを受け，自己理解を深めることやコミュニケーションスキルの獲得を目指す。
マインドフルネス	マインドフルネスを学び実践することで，平静な心（存在の価値と慈愛）とメタ認知を鍛え育てることを目指す。セルフモニタリング機能の向上と苦痛の受容ができるよう援助を行う。
マンスリーチェック	月に一度，個別での面談を行う。チェック表を用いて各期におけるリワークの進捗を確認し，今後の取り組みについて担当スタッフと検討する。自身の課題を明確にすると共に，リワーク修了までの流れや見通しを持つことを目的としている。スタッフからのフィードバック，指摘を受けた時の反応，対処パターンを観察する。

表1-3 リワーク・デイケア プログラム（2023年のある月の例）

曜日	月曜日	火曜日	水曜日	木曜日	金曜日	土曜日
日付						1日
AM						
PM						
日付	3日	4日	5日	6日	7日	8日
AM	プチACT事前／スポーツ	オフィスワーク	マンスリー・チェック	マインドフルネスレッスン	オフィスワーク	
PM	オフィス時間管理①	振り返り／ロールプレイ	オフィスワーク	SAD	スポーツ	
日付	10日	11日	12日	13日	14日	15日
AM	プチACT①／スポーツ	認知を知ろう①	スポーツ	ヨガ	認知行動事前／オフィス	
PM	オフィス／時間管理①	ディベート	オフィスワーク	振り返り／ロールプレイ	スポーツ	
日付	17日	18日	19日	20日	21日	22日
AM	プチACT②／スポーツ	生活を知ろう（食事）	マンスリー・チェック	マインドフルネス	認知行動①／オフィス	
PM	オフィス／時間管理②	振り返り／ロールプレイ	オフィスワーク	SAD	スポーツ	
日付	24日	25日	26日	27日	28日	29日
AM	プチACT③／スポーツ	認知を知ろう②	スポーツ	マインドフルネス	認知行動②／オフィス	
PM	オフィス／時間管理③	ディベート	オフィスワーク	振り返り／ロールプレイ	大掃除／ミーティング	

2. リワーク利用開始から卒業までの大きな流れ（リワークステップ）

　まずは，しっかり休養：リワークでは，うつを（心の）骨折にたとえて，そのリハビリテーションを行うようにと説明されることがあります。休職後は，まずしっかりとした休養をとり，骨がくっついた状態からリハビリとしての利用を開始するイメージです。品川駅前メンタルクリニックの有馬秀晃先生は，リワーク導入の目安を「抑うつ症状などはあってもごく軽

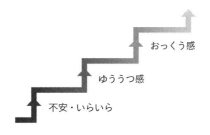

図1-1　うつ病の症状が消失していく順序

微で安定している状態。夜は安眠できて，朝起きられ，午前中から家事を
したり散歩をしたりなどの活動ができ，電車に乗って出かけても人ごみが
苦にならない状態。ストレスを感じるようなことがあっても，翌日には残
らない一時的な気分反応にとどまるレベルにある。就労復帰したいという
主体的な意思がある状態（GAF にして概ね 61 以上のレベル）」（著者注：
GAF とは Global Assessment of Functioning の略で，機能の全体的評価
尺度を示し，100 点を満点とする。61 点から 70 点は軽い抑うつ気分と軽
い不眠などの症状）と述べています[14]。骨折で言うならば，骨がくっつき
切れていない状態は，うつの「焦り」の時期で，そのような「眠れない，
休めない，ゆっくりできない」状態でリワークを利用すると，かえって複
雑骨折のように悪化してしまいます。笠原嘉先生の有名な図（うつ病の症
状が消失していく順序）では，不安・いらいら（焦り）がとれて，ゆうう
つ感，おっくう感（手がつかない，根気がない）となるところ以上がリ
ワークの開始時期の目安となります（図1-1）。

　リワーク利用開始からの大きな流れを，当院では図1-2や図1-3のよ
うに示し，紹介しています。リワークの利用期間を6カ月と想定して，2
カ月ごとに期間を区切り，全3期に分けて取り組みを紹介します。この流
れは，利用者目線として，『うつ病・躁うつ病で「休職」「復職」した人の
気持ちがわかる本』[5]に，とてもわかりやすく紹介されています。リワー

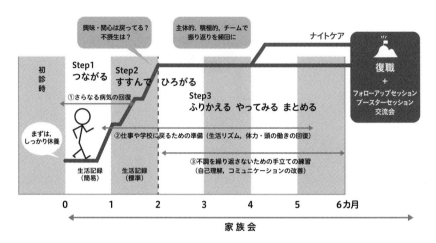

図1-2 標準リワークステップ

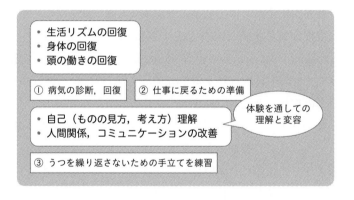

図1-3 リワークで行っていること

ク利用開始前や利用開始初期に，利用者にこの本を読んでもらうと，リワークでやろうとしていることの流れが伝わりやすいと思います。

　第1期（利用開始〜2カ月まで）での課題は，まずは新たなリワークという環境や集団につながる（適応する）ことです。同じ悩みを持った仲間のいるリワーク集団につながることができれば，孤立を防ぎ，回復が

ぐんと進む場合もよくあります。週2〜3日より利用を開始し，段階的に利用を増やしながら，リワークというリハビリを通して，生活リズムの回復，からだの回復（体力），頭の働きの回復（認知機能）を進めてもらいます。あわせて，本や講義による疾病教育を受け，「うつ」に対しての疾病理解を進めます。これと同時にリワークでのスタッフによる長時間の観察を通して，病気の診断が双極性障害へと変更になることや，自閉スペクトラム症，注意欠如・多動症の併存となる場合もよくあります。情報が多く集まることで，アセスメントが進み，精度の高い診断につながります。

　第2期（2カ月〜4カ月）では，リワークでつながった仲間と一緒に，会社であったつらいことや，苦手なことと向き合っていく振り返り作業を行います。働けなくなった状況を振り返ることで，次

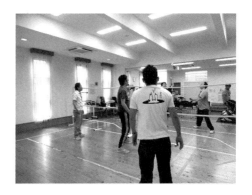

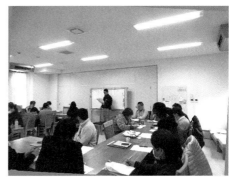

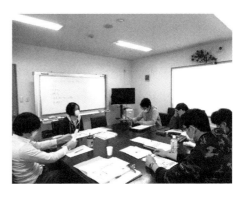

図1-4　リワークプログラムでの活動や作業の様子

にまた同じような状況になったら，今度はどのようにして乗り越えていくかの手立てを見出していきます。いろいろな視点から意見をもらい，振り返ることで，自分の「ものの見方，考え方」の癖に気づき，「ものの見方，考え方」の幅を広げることを進めます。リワークでコミュニケーションを多く練習していくことで，利用者の対人関係能力は病前より高まります。このような取り組みは，後述する「場の安全感を作りこむ」ことによって，よりやりやすくなります。そのようにして，再発予防のための自己理解，対処，工夫を準備していきます。

　なお，振り返り作業は，もっと早めに行うリワーク施設もあります。当院では，「リワークに来るのが嫌じゃない」，「リワークに仲間がいる」といった，つながりの感覚を得たあとで振り返りを進める方が，より安全と考えています。

　第3期（4カ月〜6カ月）での課題は，実践とまとめです。この段階までには，振り返ることと，リワークの中での気づき，フィードバックも経た本人の「ものの見方，考え方の癖」，「対人関係や行動の癖」をもとに，再発予防を各自準備しています。それを，リワーク活動や生活の中で，実際に試してもらいます。模擬職場プログラムに関しては，「リワーク協会認定施設を目指すために」（本書第9章）にて，具体例〈学校授業，新聞発行，リワーク紹介ビデオ作成，家族会でのリワーク紹介〉を紹介していますのでご参照ください。模擬職場プログラムでは，より職場環境に近づけた状況の中で，役割・役職をそれぞれに担い，上下関係を含む対人葛藤の生じる場面を誘発して，準備した再発予防を実践してもらいます。これにより，体験を通した理解と変容が得られます。

　最終段階では，これまでの学びのまとめやブラッシュアップを行います。最後に自分なりの標語を作ることを当院では推奨しています。標語を作るうえでのポイントは，本人の働けなくなってしまったことの中心テーマを絞りこんだものになっていること，リワークの中で体験的な裏づけがあること（使えるようになっている），なるべく短い言葉で本人の心に響

くメッセージとなっていること（その言葉を見るだけで，新しく準備した取り組みがハッと思い出せる）です。

復職者の標語例
- 仕事に戻り働けることへの感謝
- 相手には相手の立場や考えがあり，変えられない（思い通りにならない）
- どんなに嫌な相手（または仕事や状況）でも，良い部分があるかもしれないので探してみる
- つらいときは，60％くらいの力で OK，ペースダウンしてもいいんだ

3. リワークサポートのコツ（場の安全感を作りこむ，見立てを深めていく取り組み，スタッフの関わり，スタッフ個別面談）

◆ 場の安全感を作りこむ

　当院のリワークでは，利用者が1日20名を超えたあたりからグループの機能不全を経験しました。それまではオフ会（リワーク以外での利用者同士の交流）を「原則禁止」としていましたが，飲み会や連絡先の交換，男女の交際などが水面下で行われていたことが発覚しました。スマホのオンラインゲームで交流する利用者もあり，オフィスワークの時間がゲーム交流の時間となったりしました。スタッフがたびたび注意しましたが，「みんなでやれば怖くない」といった態度で悪びれる様子もありません。このような集団では，集団の中で引っ張る力のある方，大きな声を出せる方が前面に出てしまい，そうでない方の存在や意見は水面下に沈んでしまいます。ミーティング時に出た問題も，スタッフが解決すべきだとのつきあげ（依存）が強くなっていました。こうなるとグループは全く機能せず，スタッフは疲弊してしまいます。そのようなときに品川駅前メンタルクリニックにて有馬秀晃先生のリワーク施設に学ばせていただき，そのやり方を取り入れさせてもらいました[14, 15]。リワークを2グループに分

け，1グループを 15 名前後までとし，その際になるべく利害関係が発生しないように選別配慮しました（当院では同一会社から複数の利用者を受け入れているため）。グループごとにスタッフ 2 名を固定し，仕切りやトイレを増設して，それぞれのグループ間の行き来を物理的にもなくすようにしました。また，それまでの対応を改め，「オフ会絶対禁止」を徹底しました。スタッフ，利用者ともよく話し合いを重ね，これらの改変とその目的や期待される効果をよく説明して進めました。これにより，構造が作られ，凝集性と場の安心安全を確保する取り組みが強化され，そして個人の振り返りをグループの中で発表・共有して意見交換することもできるようになり，グループ効果が活性化し，リワーク効果が大変高まりました。グループがなかなか機能しないと感じるときに当院のこの体験が参考になればと思います。

- 「ここを出たら他人です」：お互いにあとくされなく，この場だけの関わりとする。
- 「和して同ぜず」：仲良くなりすぎることのない適度な距離感。和をなすが，意見が異なってもよい。
- 「本音を言い合える場」：利害関係や上下関係のない間柄。外界での社会的地位，優越性などは持ち込まない。

品川駅前メンタルクリニック　有馬秀晃先生

◆ **見立てを深めていく取り組み（職場情報，家族情報をあわせて）**

「見立て」とは「得られた情報から患者さんへの理解を進め，その問題を特定し，方針を立てて，患者さんにそれを伝え働きかけるまでの作業」のことです。アセスメント，ケースフォーミュレーション（概念化），診断の意味も含みます。

まず，初診時の医師診察を通して「見立て」ます。次に，リワーク経過中のスタッフ観察を通して得られる情報をあわせて，「見立て」を医師と

表1-4　当院で用いている職場情報，家族情報の依頼内容

- 情報をいただきました方の不利益とならないように，利用者本人の治療的なメリットとなりますように，この情報は当院にて責任を持ちまして慎重に取り扱わせていただきます。
- ご本人へ直接的に伝えてほしくない内容がありましたら，その箇所へそのようにご記入ください。そのように対応いたします。

患者様のお名前（　　　　　　　　　　　　　　）　　　　　　　職場情報

ご本人のいいところ

例）　・部下思いで，仕事が忙しくなると，率先して動いていた。
　　　・部屋に花を飾ったり，他の人が手をつけないところの片づけをしてくれたりする。
　　　・挨拶や笑顔がよく，他部署からも「感じのいい人」と言われていた。

ご本人の少し気になるところ

例）　・部下に負担をかけまいと新しい仕事を抱え込んで，やり方も伝えないので，他部署からの問い合わせに部下が答えられず困っていた。
　　　・少し指摘すると，不満そうな表情をするので，指摘しにくかった。
　　　・誰に対しても，やや上から目線のような表現が多く，話をしているとイライラしてくることがある。

会社からリワークに期待していることがあれば教えてください。

例）　・再発予防のために認知療法のスキルを身につけさせてほしい。
　　　・復職後すぐから8時間勤務できる体力をつけさせてほしい。

患者様のお名前（　　　　　　　　　　　　　　）　　　　　　　家族情報

ご家族様のお名前と続柄（　　　　　　　　　　　　　　）

ご本人のいいところ

例）　・優しく家事を手伝ってくれる。率先して子どもの面倒を見てくれる。
　　　・町の役員を積極的に引き受け，近所の方からも頼りにされている。
　　　・挨拶や笑顔がよく，近所の人からも「いい人」と言われる。

ご本人の少し気になるところ，困っているところ

例）　・イライラしやすく，家族の指摘に暴言を吐く。
　　　・少し指摘すると，不満そうな表情をするので家族はびくびくして気を使っている。
　　　・毎晩晩酌をする。やめてほしいと思っているが，言うと怒り出す。

ご家族からリワークへ期待していること，伝えておきたいこと，疑問などありましたらどんなことでも遠慮なく記載してください。

スタッフの共同作業で深めていきます。さらに当院では，利用者の同意が得られた場合に，職場や家族からの情報をなるべく早く入手するようにしています[1]。利用者本人の困っていることは，本人を通して聞かせてもらえますが，職場や家庭で周囲の人たちが困っていることは，見逃されることもよくあります。本人の良さも含む，周囲の視点からの情報を先にもらい，それらの情報が本人の治療的利益となるように，かつ，情報を提供していただいた周囲の方々の不利益とならないように，慎重に用います。リワーク利用期間（約6カ月）は，長いようで，あっという間に過ぎます。なるべく早く，「利用者の，働けなくなってしまったことの中心テーマ」を絞りこむことが，効率的で効果的なリワーク利用につながります。大半は，いただいた情報に書かれているような出来事が，やがてリワークの中にもあらわれ，介入のタイミングとなります。一方で，情報の中には，むしろ周囲の問題が反映されているのでは？と考えざるを得ないようなものもあります。

　このようにして，利用者といっしょに，リワークの中で「見立て」を深めていくことで，精度の高い診断，病気回復，自己理解，周囲との関係性の改善，適応力向上を目指すことができます。

◆ スタッフの関わり

　スタッフの利用者への関わり方は，利用経過の中で変化します。当初は保護的な形で接し，次第に距離をとり，独り立ちに向けて本人主導の行動がとれるようにと，手伝いすぎないことを意識して進めていきます。

　リワーク参加当初は，リワーク環境に適応できるように保護的に対応していくことが利用者の安心感につながります。不安，緊張の強さを観察・判定し，他の利用者との関係を仲介するなどして，集団に入っていけるように援助します。個人面談を多めに設定したり，スタッフの方から声をかけ，状態把握に努めながら利用者が自分の思いを言語化できるよう援助を行います。思いを共有し，わかってもらえる経験は信頼関係を築くことに

つながります。

　リワークステップが上がっていくにつれて，段階的にスタッフは関わり方を変えていきます。面談の枠組み（「スタッフの個別面談」参照）を設定し，報連相や提出物は本人から発信するように促します。スタッフの態度が突然変わると利用者も戸惑いますので，事前にねらいを伝えておくことも大切です。「スタッフが不安や問題を解消してくれる人」とならないように気をつけ，「利用者の不安や問題は，利用者自ら主導して対処していく」姿勢を育みます。さらに，相談相手を他の利用者や主治医，家族，友人などに広げるように援助します。復職後を見据えてサポーターを増やす取り組みも促していきます。また，スタッフは利用者を管理してしまいがちです。たとえば，休職要因となる行動パターンが再現される場面を見るとそれを変容させたくなりますが，基本的には見守りの姿勢で本人自身が気づけるように援助していきます。自分（スタッフ）が利用者に関わりすぎていることに気づけなくなるということもよく起こります。他のスタッフからフィードバックをもらい，スタッフ自身も自己の援助パターンを理解し，チームで利用者に関わるように意識して進めていきます。そのためには，日ごろから，スタッフ同士のコミュニケーションと，信頼関係が育まれていることが大切になります。

◆ スタッフの個別面談

　初期の利用者へは，参加のたびに声をかけてフォローを行います。週に1回，翌週の参加日を決める際に，生活記録表で体調を確認して，体調安定のための取り組みを話し合う面談を行います。第1期の後半から第2期に入る頃には，定期面談は月に1〜2回，1回20〜30分程度（30分以内）を基準としています。面談はオフィスワークの中で，皆が活動しているスペースの一角に個別面談用のブースを作り行っています。

　定期面談以外に相談事がある場合には，利用者からスタッフに声をかけてもらいます。要求にすべて対応することはせず，緊急的に面談が必要か

を利用者にも判断してもらいます。また，概要を聞いて，他の利用者に相談してみることを促すこともよくあります。例外は，発達特性のため，構造化されたサポートの配慮を必要としている場合です。その場合，報連相の練習をかねて，週1回10分程度と決めて面談を行います。リワーク利用が進むにつれ，適応があがってくる利用者では，面談と面談の期間を延ばすことや枠組みを外していきますが，卒業まで週1回の面談によるサポートが必要な場合もあります。そのような利用者では，定期的面談によるサポートが必要であることの自己理解とあわせて，復職後にも同様の配慮が必要であることを会社と相談してもらっています。

　不安の強い利用者の依存を助長しないように，注意も必要です。依存が考えられる利用者では，枠を決め，必要時以外は次の決められた面談まで待ってもらいます。

4. 難しいケースへの対処法

　いろいろなケースへの対処方法が，『うつ病リワークプログラムのはじめ方』，『うつ病リワークプログラムの続け方』の2冊によくまとめられています。ここでは回避的，主体性欠如，他罰的な方への現在の当院での対処方法を紹介します。

　◆ **回避的，主体性欠如（モチベーション低下）と思える利用者への対応**
　リワーク利用者の中には，会社から言われてしぶしぶ利用する方や，復職への不安や自信のなさから回避的な行動を優先して，リワークへの取り組みがぶれる方もいます。そのような利用者では，リワーク利用日数の伸び悩みや，出席率が安定しないこと，あるいは上滑り（参加はしているものの主体性に欠け，表面的にプログラムをこなしているだけ）となる場合があります。もちろん，病気や障害特性の不調として，そうなっている場合もあり，主体性欠如（ここでは，リワークへのモチベーションの低下，

やる気スイッチが入っていないという意味で用います）なのかどうかを丁寧に見極めることも必要です。そのようなときの当院での対処を以下に紹介します。

　まずは利用者の訴えや思いをよく聞き，考えを否定せず関係性を育みます。リワークへの取り組みが伸び悩むときに，その理由を共感的に探りながら，問題解決を話し合い，標準的なリワーク利用の流れに戻れるように促していきます。リワークを利用しだしてから，「余計に眠れなくなる，朝が起きられないほどにきつい，休みの日にずっと寝て過ごすことが増えた，会社に行けなくなったときと同じような症状（頭痛，めまい，嫌な気分）が出て増悪する」などがみられるときには，病気がよくなりきっていないことを疑います。その場合は，負荷を下げるか，あるいはリワークを中断して，休養からやり直し，病気をもう一段階（薬での治療を含めて）改善させた後に，リワークへ再挑戦してもらうことなどを話し合います。なかには発達障害要素のため，枠組みや見通しが十分に見えず，わからなくなって方向性のぶれる方もおられますので，見通しを見える化して，腑に落ちるように丁寧にサポートします。

　当初，回避的，主体性欠如と思えた利用者であっても，その多くは，リワークを進めていく中で，上記のような介入と他の利用者との関わりから自然と良い刺激をもらい，取り組みも主体的なものに変容していきます。しかし一部の方では，なかなか変容が起こらずに難渋します。その方たちの生活記録や面談からは，夜間や週末に趣味活動に没頭して体調を安定させる取り組みを行えていない場合や，資格取得の勉強などに一生懸命で，疲れてリワークを休む場合，などが見え隠れします。なかなか変容しないことで，担当スタッフの利用者への陰性感情も強まります。リワーク利用後2〜4カ月目の，このような場面では強い介入を行っています。その方法を以下に説明します。

　リワーク面談（利用者，担当スタッフ，リワーク担当主治医の3者面談）の中で，リワーク利用に向き合えていないことをリワーク担当主治医

から直面化して伝えます。伝え方としては，下記のようにアサーションを意識して行います。

①回避的，主体性欠如と見立てた利用者への配慮や共感

「あなたなりの考えがあってのことと思い，もちろんそれを尊重します」，「あなたが良い人であることはわかります」，「あなたが憎くて言うのでは決してありません。これを伝えることが，私たちの仕事としての役目だと思って伝えます」など。

②回避的，主体性欠如と見立てた利用者への We メッセージ

「私たちは，あなたがリワークに向き合えていないことを心配しています」，「私たちは，あなたがリワークに本気で取り組んでおられないと感じています」，「このような状況が続くのであれば，リワークは中断基準に基づいて中断との判断が必要になります。リワークは，期間を区切って，みんなと一緒に一気にステップを駆け上がって治すものです。漫然とした利用となると効果が落ちます。そのような利用者があると，他の利用者へのマイナスともなります（士気を下げるなど）」など。

③回避的，主体性欠如と見立てた利用者によく考えてもらう

「今日お伝えしたことを，よくよく考えてみてください。本気でもう一度リワークを利用してみようと思われるのか，それとも自分にはリワークよりもやりたいことがある，あるいはリワークがあっていない，リワークが必要ない，ということであれば，それを伝えてください。どちらでもかまいません。次までにスタッフとも相談をして，よくよく考えたうえで，あなたの意見を聞かせてください。今の形での利用を継続することは，あなたにとっても，私たちにとってもよくないと思っています」など。

　多くの場合，本人はショックを受け，診察でのやり取りを他罰的にとらえて怒りを表明します。担当スタッフは，まずは混乱を落ち着けるような対応を本人がとれるようにガイドして，落ち着くのを少し待ちます。その

後，診察でのやり取りは会社で上司から叱責や指摘を受けたときの反応と同じパターンであることが多いため，その点を整理してみることを促し，手伝います。担当スタッフがフォローを行い，その後に指摘を受けた理由，リワークへの取り組みがズレる要因について理解を進め，本人の価値（一度きりの人生を，本当はどうしたいのか，どうできるのか）へアプローチします。しかしこの時点では，リワーク期間も限られていることが多く，期限を区切った残された時間でできることに取り組みを絞ってもいきます。利用者の「働けなくなってしまったことの中心テーマ」に対して，残る期間でできることを絞りこんでいくと，取り組みも明確化して，その後は多くのケースでスムーズに動きだします。

　直面化した次の面談では，「前回はきつい伝え方をしてしまい，申し訳ない。このようなときに治療者（著者）としてほかによい手立てを持ち合わせておらず，失礼とは思いつつも，あのような対応をしてしまった」と謝っています。ほとんどの利用者では，「いえいえ。私も最初は驚きましたが，よくよく考えてみると，たしかにそうだなと思い，残りの期間は目標をしっかりもって取り組みたいと思いなおしました」との関係修復となり，ほっとします。構造として，担当スタッフとリワーク担当医の役割分担が鍵と考えています。本人にとって耳が痛いことを伝える役と，それを言われての衝撃をやわらげ，受けとめる手伝いの役とを分けるということです。他院主治医が受容的である場合には，「（本人の話を傾聴後に）それは大変だったね。気持ちはわかるよ。でも，リワークの○○先生は，よい人だから，もう少し信じてやってみたらと思うけど」と援護してもらえることもあります。ほかのリワークメンバーが自然と援護する場合もあります。

◆ 他罰的で，会社の認識と本人の理解に大きなズレがある利用者への対処
　上司に対する強い不満から，やがて会社に行けなくなり休職したAさん。適応障害の診断をもらい，2カ月後には体調も回復しました。会社へは，

「原因は上司の理不尽な対応にある」との振り返りレポートを提出し，部署移動しての復職を希望しましたが，会社からは，まずリワークを利用するようにとの指示で，しぶしぶリワーク利用を開始しました。

リワーク診察にて

Ａさん：（診察室に入るなり持参した用紙を机に放るように置く）

リワーク担当医（以下医師）：Ａさんの態度から私に対しての不満があることがわかります。その不満について教えてください。

Ａさん：自分は職場異動をしていちからやり直したいのに，先生もスタッフも全く協力してくれない。

医　師：Ａさんにはそう見えるのですね。私は中立公平を心がけています。会社には会社の方針があり，異動希望に関しては，私には決定権はなく，異動や復帰判断は会社と産業医が判断します。

Ａさん：先生に決定権がないことは知りませんでした。確かに他の方の話を聞いても異動は厳しいとわかっていました。

医　師：Ａさんは感情が態度に出るので正直な方だと思います。会社の上司にもそのような態度をとっていましたか？

Ａさん：（無言で考えている）。……とっていたかもしれませんね。

医　師：Ａさんの「自分に問題はない」という理解に関しては，残念ながらリワークで確かめることはできません。まずは納得いくまで会社と話し合いを進めてみてはどうでしょうか？

Ａさん：自分も会社に振り返りを提出しているので，それを見て会社がどうするのかを聞きたい。

医　師：そうですか。それはどんどんやっていくべきだと思います。疑問があれば聞いた方がよいと思いますよ。

リワークで問題の再現が難しいため，職場に直面化を依頼した。

会社での面談にて

　A さんは「自分にも悪い部分が少しはあると思うが，完全に自分に非があり休職に至ったのなら自分を治せばよいが，あまりにもそうでない部分が多すぎる。ルールを守らない上司の方に問題がありすぎる。だから課の異動をお願いしたい」と伝えた。

　会社からは「就業規則上，復職時は元の職場と決まっているので，異動はできない。休んだ人のそれぞれに希望はいろいろあると思うが，それがすべて叶えられるわけではない。会社としては今回のことを上司とのコミュニケーション上のボタンの掛け違いだと認識している。上司にも悪いところがあったかもしれないので，それは相手にも話しておく。コミュニケーションをリワークで学んできてほしい」との回答。A さんの不満を残しながら面談終了。

振り返り発表後のメンバーとの意見交換にて

　B さん：会社の方がおかしいと思う。面と向かって悪いことは悪いと言っている A さんがすごいと思った。

　A さん：自分だって全部言っているわけではないんです。一線を越えたときだけ言っていました。

　C さん：言い返すと自分の評価に響くのに，上司に言い返しているのはかっこいい。これまでこの会社で働いてきている人にとっては当たり前のことで，そこに正論をぶつけても伝わらないのでしょうね。

　A さん：相手は頭が固いんでしょうね。こんなことがたくさんあるんですよ。

　D さん：A さんは正論を言っていると思う。A さんはルールを遵守する環境でないと力が発揮できないと思った。でも，I メッセージ（「上司の方に問題がありすぎる」などを，「私（I）は，上司の方に問題がありすぎる，と思っている」といった形にしてアサーション［上手な自己主張の手法］的に表現すること）があるとよりよいと思う。

Ａさん：確かに言い方は悪いところがあったかもしれないので，そこはリワークで磨きたい。

Ｆさん：働いているといざこざはつきもの。問題も見つけようとすればどこにでもある。そこにばかり注目して，あのときもこのときもと被害的となり，何倍にも広がっているように思った。理想の上司と比べてしまうと，期待と違う上司に不満が募る。その上司も可哀そうに感じた。

Ａさん：確かに！ 以前の上司が理想の上司で，部下をよく守ってくれた。だから比較して嫌なところばかり見えてしまうのかも。

Ｈさん：ほかの会社とも比べているようだが，他社は他社。今ある環境の中でどうするかが大切に思う。隣の芝は青く見える。自分も同じようなことを思って，自分を追い詰めていたのでよくわかる。天秤にかけずに，この中でできることとできないことを見極めることが大切だと思う。感情が先に立って熱くなっているように思ったので，客観視していくこともいいのかもしれない。自分もリワークに通っていて，このように思えてきた。自分と似ているところもあるのでこれからも対策を共有させてもらいたい。

Ａさん：ありがとうございます。確かに振り返りを書いていてだんだん感情的になっていました。言い方が確かに良くないですね。まさに自分の衝動性が出ています。Ｉメッセージで伝えればよかったなと思いました。

Ｈさん：今からでも遅くないですよ。

　メンバーからの自然な形での共感後に，少し厳しい意見が出ることで，本人の受け入れが進みました。本人の思い込みが強く，会社とリワークがグルのように感じだしているときには，職場での状況をよく知らない治療者側が会社の意を汲んで動きすぎることは，余計に本人を被害的にさせてしまいます。本人主導で，何が起こったのかの情報を集めてもらい，いろ

いろな視点があることに触れ，より現実的な認識と対応への支援を考えます。もちろん，会社側の問題が思っていたよりも大きい場合もありえます。

　リワークは，リワークでの安定や適応だけを目的とするのではなく，やがて戻るハードな会社環境への適応を目指しています。そこから目をそらすように，回避したり，防衛あるいは依存的に不満をぶつけてきたりする方もいます。復職後のストレスと向き合うための支援には，いろいろな手立てや工夫の余地があると思います。復職後の現実には不条理（対策のとれないもの）も含まれます。覚悟を決めて，そこに進んでいくかどうか，本人が主体となって，リワークの有限な時間の中で決断をしていく必要があります。そのことに向き合えないでいるときには，治療者側が役割分担をしながら関わる手法，他院主治医との連携を生かす手法，会社にまかせてみる手法，仲間効果にまかせてみる手法，などが有効だと思います。

5.　リワークの適用

　うつ病を中心とした気分障害と適応障害の休職患者がリワークを主に利用しています。2017 年の全国のリワーク施設に対しての基礎調査からは，リワーク利用者における双極 II 型障害の可能性は 21.2％，自閉スペクトラム症や注意欠如・多動症の可能性は 30.3％と報告されています[9]。リワークを利用することで診断がつくこととあわせて，リワーク利用層の中心として双極性障害と発達障害が多いことが明らかとなってきています。

　新宿ゲートウェイクリニックの吉野聡先生は著書[16]にて次のような方をリワーク利用の対象者として挙げています。

- 休業期間が半年以上にわたるなど，職場から長期間離れていた場合
- 以前，精神障害により長期休業したことがあり，二度目以上の職場復帰に当たる場合
- 会社に軽減勤務の制度がなく，職場復帰後，すぐに本来の業務が求めら

れる場合

* 休業中に1人で行うリハビリプログラムを計画したけれど，うまくいか
なかった場合

* 独り暮らしで，周囲の支援が期待できない場合

あわせて当院の経験からは，①職場恐怖となり，会社や人の集まりに対してのトラウマ反応のようなものが加わるにいたっている。②社交不安症傾向のため，頭ではわかっているとしても，恥をかくこと，できていない自分を開示することへの恐怖が強い。このような方はリワークを利用するメリットが高いと感じています。

不知火病院の徳永雄一郎先生は，「適切でない自宅での療養」は慢性化を加速させやすいことを指摘し，その理由として，①日中一人きりの生活，②隣近所への気兼ね，③家族への申し訳なさの3点を挙げています[13]。

また，仁大病院の舟橋利彦先生は，職場復帰がうまくいかない要素として，①自らの気分の波を理解できない，②疲労や負担感への気づきが乏しい，③対人接触の能力に習熟していない，④集中力・作業能力が乏しい，を挙げています[2]。

このようなことを踏まえて，厳しい職場環境などにより再発する可能性が高いと考えられる方では，6カ月以内の休職や1度目の休職であってもリワークを利用するメリットが高くなります。実際に，現場である会社や会社の産業保健スタッフから，そのような経験的判断により，早期にリワーク利用を勧められる方が増えてきています。

6. 一人で行うリハビリプログラム

一人で行うリハビリプログラムとしては，次のことがポイントになります。

- 毎朝，決まった時間に起床。睡眠リズムを安定させる
- 週5日，1日8時間を家の外で過ごす（図書館，カフェなど）
- 万歩計にて1日8千歩程度歩ける体力をつける
- 人と話す（家族，友達，同僚，近隣），人中で過ごす
- 2時間程度の映画を集中して見る，本や新聞を読む
- 職場での問題に対処する
- 生活記録をつける

　当院では，リワークを使わない休職患者さんの外来支援において，上記目安を紹介し，日本うつ病リワーク協会が作成し，配布をしているリワーク手帳（日本うつ病リワーク協会 HP 参照）を渡して取り組んでもらっています。よりしっかりと取り組める方へは，『職場復帰を成功させるための30日ノート』[17]（吉野聡著）を紹介しています。

7. リワーク利用者の属性

　北九州にある当院のリワーク利用者は，学歴が高卒以下の工場労働者（ブルーカラー）が主でした[10]。ここには工業地帯であることが反映されています。一方で首都圏のリワーク利用者では，学歴が大卒以上でホワイトカラーが主と報告されており，明らかな違いがあります[4, 6-8, 11]。利用者に「男性が多い」，「気分障害の診断が多い」，「利用者の年齢平均が約40歳」という特徴は共通していました。このような属性の違いはありましたが，リワーク効果として示される当院リワークの復職者の就労継続値は，首都圏の報告と同等でした（次の「8. リワーク利用者の脱落率，復職率」にて提示します）。

　地域によって利用者の属性も変わってきますので，リワークの基本を押さえながらも，地域や利用者に沿ったアレンジを考えていく必要もあると思います。当院であれば，ブルーカラー向けに体力づくりと，よりわかり

やすい形での学びへの支援が求められます。

8. リワーク利用者の脱落率，復職率

　当院データでは，リワーク利用者のうち途中退職やプログラム中断となる方の割合（脱落率）は25％でした。裏返しての復職率は75％になります。リワーク認定施設（2023年5月時点，12施設）にて公表されている脱落率も，概ね20〜30％，復職率は70〜80％となっています。リワークでは，復職を目指すのはもちろんですが，それ以上に再発予防に力点を置いています。当院リワーク利用者の復職後データでは，1年後に再発せず就労を継続できていた方の割合が80％，2年後では72％でした[10]。これは首都圏のリワーク利用者の調査報告と同等です。一方で，リワークを利用しない場合の休職者の復職後調査にて，6カ月後に再発せず就労を継続できていた方の割合は44％で，なんと半年以内に半数以上の方が再発していました[3]。労働政策研究・研修機構の調査では，メンタルヘルスで休職した人の退職率は42％と高く，再発の割合が高くなるほど，退職率も高くなる傾向が示されています[12]。リワークを利用することで，より安全に復職し，再発リスクをおさえて長く働き続けることが叶います。

9. リワークを行ううえでの管理・経営上の問題点

　当院リワークのスタッフは精神科医師2名と多職種スタッフ4名からスタートし，2023年4月現在は多職種スタッフ8名となりました。ざっくり言うと，リワークでは統合失調症患者に対する受け皿としてのデイケアに比べて，2倍の面積とスタッフが必要になります。より活動性の高い，高機能な利用者であること，グループ療法を行ううえで推奨されるスタッフ：利用者配置が，2人：10〜15人と言われていることなどが関係しています（必須となる施設基準の最低割合は，2人：20〜25人）。残念なが

ら，現状でのコスパは決してよくありません。そのことも現場の疲弊の一因になっています。しかし，リワークには，他にはない，患者，家族，会社，社会に向けての期待と役割があり，そこにやりがいを見出し，皆で力をあわせて何とか踏みとどまっているのが現状と言えます。

◆ スタッフの育成

　五十嵐良雄先生は「職種やそれぞれが学んできた背景は違えども，リワークチーム医療として目指す支援の方向性は同じである」と述べています[14]。多くの施設で取り扱うスキルの中心は，（集団）認知行動療法と集団精神療法となっています。スタッフ育成として，本やDVDを通して，リワーク，うつ病，双極性障害，発達障害，認知行動療法，集団療法，マインドフルネス，アサーションを学んでもらいます。「ドラマで学ぶリワークプログラム」DVD 2枚組（https://www.utsu-rework.org/dvd/index.html）は，リワークの流れを学ぶうえで必見です。それらを学びながら，経験あるスタッフより指導を受け，日本うつ病リワーク研究会が行う研修会や年次大会へ参加することを中心として，学びと経験とを育んでいきます。厚生労働省認知行動療法研修事業による研修会（https://cbt.ncnp.go.jp）や，日本不安症学会（https://jpsad.jp）で行われる研修会などもお勧めです。外部専門家による指導やスーパービジョン（オンラインもOK）を仰ぐ方法もあります。当院では，当初に発達障害，マインドフルネス，認知行動療法に関して，専門家による指導を仰ぎ（有料），皆で学び，取り入れてきました。『うつ病リワークプログラムの続け方』の「9章：スタッフのメンタルヘルス」にて，グループワーカーとしてのトレーニング方法が解説されていますので，ぜひご参照ください[15]。育成は，よく学び経験を積んだ先輩が後輩へと次々に伝授し，教える側と教えられる側，その双方がともに学び育っていく，屋根瓦式教育体制が目指す理想と思います。

　院内カンファレンスもとても大切です。当院のカンファレンスのやり方は，1回1時間以内で行い，原則資料を用意せず，その場で，各スタッフ

が今現在，気になっているケースを出してもらっています。そうすることで，忙しい中での準備をしなくてすみます。その中から当日のアジェンダを決め，それについて即興でのケース紹介をして，人となり，見立てを語り合い，各スタッフの視点から見えたこと，そのような話を聞いたうえでの他のスタッフの意見などを集め，討議を進めます。どの意見が正しいかよりも，各スタッフの多様な視点や体験を，驚きをもって聞かせてもらうことに意義があると感じます。そのようにして，今後の対処や見通しを全員で検討しながら，互いに労をねぎらい，分かち合い，教えあう貴重な時間を設けることにしています。

　一人前としてスタッフにリワークを任せられるまでには，人にもよりますが，当院では2～3年は必要に思います。

◆ **スタッフの定着**
　医師を除く当院リワークスタッフの現在の平均勤続年数は9年（2023年5月）と長く，大変ありがたいことです。リワークを任せられるまでに育った大切なスタッフが定着してくれるに越したことはないのですが，厳しい現状をよく耳にします。当院の場合，たまたまの要素の方が大きく，今後どうなるかもわかりません。そのような立場で語るのはおこがましいのですが，スタッフの離職には「燃え尽きる」と，「さらなるステップアップ」などが関係しているように思います。以下に，『うつ病リワークプログラムの続け方』より，スタッフの疲弊に関しての言及を引用します。

• 気分障害やうつ状態で休職中の方のリワーク活動におけるスタッフの置かれている立場は，統合失調症のデイケアでのスタッフとはかなり違います。まず，利用者のパワーが大きく違い，うまく集団がまとまっているときはよいのですが，うまくいかなくなると集団を維持するためにスタッフは相当の労力を使います。また，利用者個々の問題がスタッフへ集中することもあります。単に忙しいばかりではなく，グループ全体の

不調や圧力が高まり，不安・緊張が高じ，スタッフやプログラムに対する攻撃などという形で利用者のパワーにさらされます。
- 産業医や会社側からは再休職しない状態で戻してほしいという切なる願いが，メンバーからはデイケアに通えば復職できるという期待や休職期限という限られた期間の中で成果を出さなくてはいけない焦りが，スタッフに突き付けられることもある。これらの精神的負担は企業で働く人たちが一般的に抱えている精神的な負担であるために，労働者の一人でもあるスタッフがメンバーに同調しやすい状態になっていることについて注意を払う必要がある。

　このように，不全感やネガティブな思いに包まれやすい状況がスタッフにはあります。一方で，スタッフは支援者という役割のため，それらの思いを抑圧したり否認したりしがちです。そのようなことを踏まえて，医療機関とリワーク担当医が責任をもってスタッフを支える姿勢や，すでに紹介した「場の安全感を作りこむ」こと，スーパービジョンを受けられる体制づくり，機能的で効率的なカンファレンス，各人のスキルアップにより相互対処能力を上げていくこと，リワークチームとしての機能を向上させていくこと，などを少しずつでも目指していければと思います。力をつけた優秀なスタッフが「さらなるステップアップ」へと進むことは，当該リワーク施設にとってはダメージですが，社会全体にとっては喜ばしいことです。できるなら，リワークの診療報酬上の評価を上げて，リワークの中に，さらなる活躍の場を提供できるようになればと願います。

◆ リワーク運営

　当院リワークを運営していくうえでは，不全感とコミュニケーションの難しさが常に大きなテーマと感じています。理想のリワークやスキル，能力，人材，集客，運営を考えたときに，その理想と現実のギャップに焦り，苦しみ，不安になることを私たちは経験します。まずは不完全な自分

（たち）と現実を受け入れて，理想とのギャップに苦しめられるのではなく，興味関心を発揮して，そこに成長と学びを見出していけるかでチームの雰囲気も変わってくるように思います。

　互いにできていない部分（弱さ）の開示ができること，認め合いながらも言いたいことを言えること，異なる意見でも伝え合える関係性を育てていくことが，難しいですが，大切な土台となっていくように思います。カンファレンスや集まりも，いかに機能させていくか，常に試行錯誤しています。

　当院では，スタッフの疲弊に対して，率直に各自の主観的疲れ度合いを％で伝えてもらったことがあります。0％がまったく疲れなしで，100％が燃え尽きた状態です。80％を持続可能な働き方の MAX として表すようにしました。著者（院長）の立場からの認識とはかなりのズレがあったことに驚かされました。表明に個人差はあるものの，思った以上に疲弊していたり（著者予想 70％，スタッフ 90％——確認してみると，著者が思っている以上に多くの仕事を引き受けていました），思いの外まだ余裕があったり（著者予想 90 〜 100％，スタッフ 75％——仕事も多いが，うまく回せている）と，その仕事による疲弊ぶりは外からは見えにくいものでした。負担が多くなっているスタッフの仕事負荷を一緒になって減らしたり，皆でカバーできるよう話し合ったり，余裕があるスタッフへ回すなどしていきました。ちなみに今は主観的疲れ度合い表記をしておらず，そのような状況があれば，申し出てもらうように伝え，まわりが気づいたときにも伝えてもらい，このごろの様子が心配であれば，直接話しかけるようにしています。利用者の職場で起こっているであろうことが，当院でもまさに起こっていました。この体験により，伝える側の難しさと，上司側からの見えにくさが大いに腑に落ちる結果となりました。

　こうして振り返ってみると，リワークで利用者に取り組んでもらっている方向性や対処方法は，そのまま私たちのリワーク運営にもあてはまっていることに思い至ります。

　私たちは不完全であると認識できることで謙虚な気持ちとなり，「利用者と一緒に学び成長させてもらっている」ことが見えてくるように思います。仲間とともに「利用者，その家族，会社，世の中に役立つ仕事をしながら自己成長できる喜び」にやりがいを見出していければと願っています。

文　献

1. 副田秀二：産業保健スタッフからリワーク施設への情報提供書式例. 最新精神医学, 23 ; 243-246, 2018.
2. 舟橋利彦, 柴田恵理子：ルーセント・リワークセンターにおける職場復帰支援の理論と実践. 産業ストレス研究, 15 ; 203-211, 2008.
3. 堀輝, 香月あすか, 守田義平：うつ病者の復職成功者と復職失敗者の差異の検討. 精神科治療学, 28 ; 1063-1066, 2013.
4. 堀井清香, 酒井佳永, 田川杏那：復職準備性評価スケール（Psychiatric Rework Readiness Scale）によるリワークプログラム参加者の就労継続の予測妥当性―就労継続に影響する要因―. 精神神経学雑誌, 121 ; 445-456, 2019.
5. 五十嵐良雄：うつ病・躁うつ病で「休職」「復職」した人の気持ちがわかる本. 講談社, 東京, 2014.
6. 五十嵐良雄：リワークプログラムの実施状況と利用者に関する調査研究, 厚生労働科学研究費補助金（障害者対策総合研究事業）「うつ病患者に対する復職支援体制の確立 うつ病患者に対する社会復帰プログラムに関する研究」（研究代表者：秋山 剛）, 平成23 ～ 25年度総合研究報告書, p.87-98, 2014.
7. 五十嵐良雄, 大木洋子, 福島南：リワークプログラムのエッセンスを取り入れたビジネスモデル. 精神科治療学, 30 ; 1619-1626, 2015.
8. 五十嵐良雄, 大木洋子：リワークプログラム利用の効果. PROGRESS IN MEDICINE, 37 ; 1393-1398, 2017.
9. 五十嵐良雄：リワークプログラムにおける治療. 日本臨床, 78 ; 1731-1735, 2020.
10. 要斉, 大戸浩之, 前田エミ：北九州地域における医療リワークプログラム利用者の復職後の就労継続性に関する効果研究. 日本うつ病リワーク協会誌, 投稿中.
11. 大木洋子：気分障害等を対象としたリワークプログラムのアウトカム―利用者の就労予後に関する検討―. デイケア実践研究, 16 ; 34-41, 2012.
12. 菅野和夫, 郡司正人, 奥田栄二：「メンタルヘルス, 私傷病などの治療と職業生活の両立支援に関する調査」調査結果. 労働政策研究・研修機構 Press Release, 2013.
13. 徳永雄一郎：「脳疲労」社会―ストレスケア病棟からみえる現代日本―. 講談社, 東京, 2016.
14. うつ病リワーク研究会：うつ病リワークプログラムのはじめ方. 弘文堂, 東京,

2009.
15. うつ病リワーク研究会：うつ病リワークプログラムの続け方. 南山堂, 東京, 2011.
16. 吉野聡, 松崎一葉：「うつ」からの職場復帰のポイント. 秀和システム, 東京, 2009.
17. 吉野聡：職場復帰を成功させるための 30 日ノート. 現代けんこう出版, 東京, 2014.

第**2**章 発達障害を併存する患者への対応

中 島 美 鈴

1. 一般的な個別のリワーク支援の枠組み

1) 企業内カウンセラーによる個別のリワーク支援の概要

ここではまず，企業内カウンセラーの立場で実施したリワーク支援の構造について説明します。著者の勤務していた事業所では，企業内カウンセラーは，企業の産業保健スタッフとは独立した立場で，従業員とその家族のカウンセリングを無料で実施していました。就業時間内に利用することが原則として許可されている環境です。

相談は，本人が何らかの困り感を抱えて希望する場合と，主に上司など周囲が困って希望する場合があります。前者では，本人に困り感があるので比較的支援のスタートラインにのりやすく，治療同盟を結びやすいことは周知の事実でしょう。しかし後者の場合には，支援者としていくつか工夫が必要です。ここでは特に支援のスタートラインにのりにくい方への支援のコツをご紹介していけたらと思います。

2) 個別面接の進め方

心理士の行うリワークの個別支援にはさまざまなやり方がありますが，著者はおよそ次の4つのステップで進めています。

> STEP 1：支援の目的を共有する
> STEP 2：ケースフォーミュレーション
> STEP 3：対処法を検討する
> STEP 4：周囲と個別面接で話し合ったことを共有し，環境調整する

それぞれのステップごとに解説していきます。

• STEP 1：支援の目的を共有する

　本人が何らかの困り感を抱えて相談室を訪れた場合には，本人の困りごとが即，支援の目的につながりやすいでしょう。しかし，「休職になったものの，何が原因かわからない」，「なんとなく仕事がストレスだったように思うが，今後どのようにしていけば復職できるのかわからない」という方は多くいます。そうした方々にはまず，「休職になった経緯を整理していきましょう」，「そのうえで，復職したあとも生き生き働けるような方法を検討しましょう」と説明し，自己理解と対処法の獲得を目指すといった目的を共有します。

　一方で，本人には困り感が希薄で，上司や産業医に「復職したいのなら，心理面接を受けてみて」と勧められて相談室を訪れる人もいます。こうした場合，なるべく「働く」ことに必要不可欠な要素で，客観的なものをまずは支援のターゲットとして提示します。たとえば，「上司からあなたの度重なる急な休みが報告されていますが，このことについてもう少し状況を教えてください」といった具合です。他にも，遅刻，早退，仕事の締め切りを過ぎることなどが多くみられます。こうした事実をもとにすれば，上司，本人，カウンセラー，産業保健スタッフなどが共有の支援目標を持つチームになれます。初回の面接ではなるべく本人と，上司など周囲の人に同席してもらいます。リワーク支援が本人の個人的問題を扱うだけでは完結しないからです。働く環境（部署の配置，物理的環境，上司の指

示，交代制勤務，同僚など）は，本人の資質と同じかもっと影響の大きい要因だからです。しかし，これだけでも，実際の介入には役立ちません。仕事をするうえでの問題行動が「なぜ生じていて」，「どう解決すればいいのか」がわからないからです。そこで，次のステップに進みます。

・**STEP 2：ケースフォーミュレーション**

　なぜ急な休みをたびたび繰り返していたのかについて，そのプロセスを本人と共に解明します。なるべく時系列で，朝起きてからしたこと，考えたことを順に聞いていきます。本人にその場を思い出してもらいながら，支援者にもその映像がありありと見えるほどに細かく聞いていきます。たとえばこんな感じです。

カウンセラー：朝起きるというのは何時ごろですか？

クライエント：目が覚めるのは 4 時とか早すぎる時間なんですよね。それから眠れなくて。

カウンセラー：朝 4 時に目が覚めて，その時はお布団にまだいらっしゃる？

クライエント：そうですね。布団の中です。

カウンセラー：布団の中で何をされてます？

クライエント：目を閉じてじっとしてますね。寝てるわけじゃないんですけど。

カウンセラー：布団でこうやって丸まって？

クライエント：はい，布団をかぶってる感じです。

カウンセラー：そういうとき体に力が入ってそうですね。何か考えてる？

クライエント：今日も仕事間に合うかなあとか，いやだなあとか。

カウンセラー：何か職場のイメージが湧いている？

クライエント：はい。

カウンセラー：職場のどんなイメージでしょう？　自分が何かしている？

クライエント：職場でわからないところがあって，おどおどしてる自分です。

カウンセラー：それは辛いイメージですね。周りには誰かいそうですか？

クライエント：忙しそうに働く人がたくさんいて，話しかけないでオーラを出してて。

カウンセラー：で，そのイメージの中であなたは何をされてるんです？

クライエント：ひたすら山のような資料を探して，わからないことを調べてますね。

カウンセラー：見つかりそうですか？

クライエント：それが何時間かけても見つからなくて，仕事は山のように溜まってて。

カウンセラー：そういうイメージが湧くと，朝の布団の中でどうなるのですか？

クライエント：心臓がバクバクして，仕事に行くのが怖くて。それでも7時には起きて服を着替えるんですけど，そこからもう動けなくなるんです。それで休んでます。

　プロセスを聞きながら，必要に応じて次のような図を描いて本人の理解を促すのも役立つでしょう。認知行動療法のケースフォーミュレーションのように何が「認知」で何が「行動」かという仕分けにこだわらず，まずは時系列に沿っていればOKです。経緯を本人が理解できることを最優先とします。

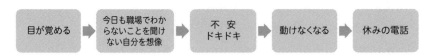

図2-1　クライエントの休みに至るプロセス

・STEP 3：対処法を検討する

　STEP 2で検討したプロセスを，改めて本人と共に眺めます。「どのプロセスなら，ちょっと変えることができそうか」，「急に休むという結果に

至らないために，何ができそうか」ということを話し合います。

カウンセラー：急にお休みしてしまうプロセスについて明らかになりましたね。分析してみて，何か気づいた点はありますか？

クライエント：今考えたら，動けなくなってから職場に電話するまでもけっこうきついんですよね。さっさと電話してしまったら楽なのに。

カウンセラー：その間も布団の中でまた同じように職場のことを考えている？

クライエント：そうですね。やっぱりあの何にも聞けない状況って辛いですね。

カウンセラー：職場でわからないことがあるときにどうしたらうまくいくか，それがわかるといい感じですか？

クライエント：まあ，原因はそこですよね。でもほんとに誰も聞ける人がいないんですよね。すごく忙しい職場ですから。

カウンセラー：認知行動療法ではこういうとき，いくつか方法があるんです。ひとつ試してみましょうか。たとえば，あなたの職場にあなたと同じように仕事でわからないことがある人がいたとします。あなたはその仕事について詳しいけれど，忙しいとしましょう。そういうとき，その人が仕事のことを誰にも聞けなくて，ひたすらひとりで調べてて，うつになったとします。あなたはどう思いますか？

クライエント：なんで，私に聞かなかったのと思います。その人がまさかそんなことで苦しんでいるなんて，言ってくれなきゃわからないですよね。

カウンセラー：そうなんですよね。

クライエント：そうか……立場を替えてみると，違うもんですね。私なら教えてあげたいし，自分が忙しいなら「あとで教えるから，

少し待って」とか，「あそこに参考資料あるよ」とか，「あ
の人も詳しいよ」とか，いろんな方法で助けてあげたいで
すね。

カウンセラー：周りの人は，あなたが仕事でわからないことがあるって
知っていたのでしょうか？

クライエント：言ってないからわからないですよね。

　この例でご紹介したのは，立場を替えて状況を見直してみるというテク
ニックです。その他にもこの例ですと，「仕事でわからないことを誰かに
質問する際に生じている自動思考」にアプローチしてもよいでしょうし
（おそらく“無能だと思われたくない”などの思考がありそうです），実際
に忙しそうな職場の人たちに対して“質問するのによいタイミング”をつ
かむ練習（離席していた人が戻ってきたタイミングなど）をしてもよいで
しょう。また，仕事を請ける時点で，できる限り不明点をなくすために質
問したり，その後不明点が生じた場合に，誰にどんな方法で質問するとよ
いのかを尋ねておいたりするのも予防策になりそうです。
　こうして話し合った対策は，実際の場面で試しながら，確かに効果があ
りそうかを検証していきます。職場によっては，本格的なフルタイムの復
帰の前に短時間勤務で徐々に慣らしていくような制度がある場合もありま
すし，フルタイム復帰以外の選択肢のない職場もあります。また，人に
よっては，短時間勤務に至るまでに勤務時間とはカウントされないような
「職場付近のカフェまで行って，短時間過ごして帰宅する」といった行動
課題で練習していく必要のある人もいます。一般的には，この復帰までの
流れは，スモールステップで少しずつ慣らしていく方が，成功率は高いと
言われています。そのためには，周囲の理解もあると，なおうまくいきま
す。そこで STEP 4 です。

● STEP 4：周囲と個別面接で話し合ったことを共有し，環境調整する

　ここまでに，急に仕事を休んでしまう本人の背景に「仕事でわからないことを誰にも聞けずに，ひとりで調べ続けてしまう」という問題があることがわかりました。また，その問題を改善するためには，「周囲の人に良いタイミングで質問してみる」ことで出社時の不安なイメージが軽減しそうなこともわかりました。ここに，もしかすると上司が1日1回でも「何かわからないことがありますか？」と助け舟を出してくれたら，より本人も質問しやすくなりそうですね。もしくは部署内で週に1回でも仕事のことを質問するミーティングを定期開催してくれれば，質問のハードルはなお下がりそうです。

　上司や産業保健スタッフには，本人の許可を得て，こうした休職の経緯や改善のための方法，周囲が協力できそうな行動を積極的に伝えていきます。もっと具体的にいえば，上司には，本人が休職している間に業務負担をかけている周囲のスタッフへどのように経過や今後の見通しを説明すべきか，復職にあたりどのような配置や仕事内容やスケジュールが望ましいか，今後本人の問題への個別的な配慮にはどのようなものがあるかなどをコンサルテーションしていきます。

　以上が心理職がリワーク支援を個別で実施するときの手順の一例です。これらの手順の中でも「STEP2：ケースフォーミュレーション」および「STEP3：対処法を検討する」は，休職者が抱えるさまざまな問題ごとに対応が異なり，難しいところです。次の項では，主にSTEP2およびSTEP3に焦点を当て，近年職場のメンタルヘルスでよく話題になっている成人期の注意欠如・多動症の人をどのように支援できるかを詳しく述べたいと思います。

2. 「成人期の注意欠如・多動症」を抱える方が職場で直面する課題

1）注意欠如・多動症（Attention-Deficit/Hyperactivity Disorder）とは

　職場で，ケアレスミスが目立ち，デスクはいつも散らかっていて，いつも締め切りに追われている方を見かけないでしょうか。また，出張先では予定を詰め込みすぎたり，忘れ物が多かったり，無計画に夜更かししたり，やる気のあるときとないときの差が激しかったり，すぐに怒り出したり……。このような方々がすべて注意欠如・多動症であるとはいいませんが，注意欠如・多動症の方によく見られる特徴を挙げました。

　これらは，注意欠如・多動症の代表的な特徴である，不注意（じっと集中し続けられない），衝動性（計画性なくその場の思いつきで動くなど，我慢が苦手），多動性（じっとしていられない）が影響していると言われています。かつては子どもの発達障害として知られていた注意欠如・多動症ですが，大人になっても不注意症状が残りやすく，そのため社会に適応しづらくなっている現状がわかってきました。

2）成人期の注意欠如・多動症の有病率

　我が国における注意欠如・多動症の成人の有病率は2.09%[14]と言われています。これは同じ発達障害のひとつである自閉スペクトラム症と比較すると約2倍にあたります。アメリカの調査では，注意欠如・多動症による仕事上の推定損失は，国家全体で見積もると1年のうち1億2000万日であり，それは195億ドルに相当していたそうです。大人の注意欠如・多動症は職場においてもよく見られる障害であり，労働力の損失や医療コストの増大など，さまざまなインパクトを職場に与えます[6]。ただし，ここで言う有病率は，あくまで医療機関を受診して診断を受けた人の数ですから，未診断で注意欠如・多動症の傾向を持つ人，診断がつくほどではないけれど，注意欠如・多動症の傾向の強い人はもっと多くいると言われてい

ます。診断がつくかつかないかについては，はっきりとした区切りがあるのではなく，グラデーション状になっているという点が重要です。注意欠如・多動症の傾向は多かれ少なかれ誰しも持っている傾向なのです。

3）注意欠如・多動症の原因

　注意欠如・多動症の原因については，これまで長い歴史の中でさまざまな推測がされてきましたが，現在有力なものは実行機能障害仮説です。実行機能とは，物事を計画立てて，その計画通りに遂行する能力のことです。これは脳の非常に高度なはたらきで，生後すぐからできるわけではなく，長い年月をかけてさまざまな経験を通して身につきます。たとえば，小学校時代には，遅刻せずに登校するとか，忘れ物をしないための工夫をする，あるいは，夏休みの宿題をどのぐらいのペースで進めれば間に合うのかを体感する，などの経験がそうです。この実行機能に関連する脳は，大学生くらいまでかけてじっくり成熟します。この成長がうまくいっていないのが注意欠如・多動症であると言われています。注意欠如・多動症の方の脳画像や脳機能を調べた研究（たとえば Castellaos[4]）でも，明らかに脳の容積やはたらきに，注意欠如・多動症でない人との違いが出ています。つまり，本人にやる気がないわけでも，親の育て方が悪かったわけでもないのです。

　最近職場で注目されているのは，子どもの頃には注意欠如・多動症の診断を受けていなかったものの，大学入学もしくは就職したあたりで初めてつまずきを経験したタイプの「大人になってから初めて注意欠如・多動症を疑うようになった」という方々です。学生時代には比較的成績が優秀なタイプで，おとなしい性格であったりすると，授業中に席を立ったり他の子どもにちょっかいを出す代わりに，絶えず頭の中で空想したり，ノートにひたすら落書きするなど頭の中の多動として置き換えられているので，先生や親などから注意欠如・多動症であることが目立たず，発見されていないことが多くあるようです。しかし，大学生になって親元から離れて自

分で朝起きて遅刻せずに授業に出たり，自分で時間割を組むことになって初めて，「実行機能」が追いつかない状況が露呈するようです。卒業論文のような長期的に計画立てて取り組む課題でつまずく人もいますし，結婚して子育てに追われるようになって初めて不適応となる人もいます。ご本人の実行機能の能力を上回るような社会的要請があったときに，初めて注意欠如・多動症であることが発見されるのです。

4）職場でよくみられる注意欠如・多動症

　ここでは，注意欠如・多動症の症状が職場では具体的にどのように現れるかについて詳しく説明します。

①机の上が散らかっていて，大事なものでも失くしてしまう

　机の上にずっと手つかずのままの謎の書類の山があり，隙間がなくて，ノートパソコンも開けない。

②ケアレスミスを繰り返す

　書類の誤字脱字に始まり，押印忘れ，コピー機に原本忘れ，メールの送信先間違いなど，ケアレスミスを頻繁に起こす。

③複数の仕事があるとパニック

　Aの仕事をしているときに，BやCの仕事が割り込んでくると，どれを優先すべきかわからなくなり，パニックになる。また，仕事Aをしながらも，頭の中では「締め切りまでにBが間に合うだろうか」と不安になり，Aを中断して，中途半端にBに手を付けてしまうので，結果的にすべてやりかけのまま残ってしまう。

④締め切りに間に合わない

　仕事を先延ばしにしてなかなかとりかからない。締め切り間際になっていつもバタバタと時間に追われている。

5）注意欠如・多動症の治療

　認知行動療法は，心理療法（カウンセリング）の一種で，特に物事の捉え方（認知）と対処の仕方（行動）に注目して，必要に応じてそれらを変容させながら問題解決を目指すものです。もともとは，うつ病の方への治療法として開発されましたが，1990年代後半からは成人期の注意欠如・多動症の方へも適用されるようになりました。注意欠如・多動症の国際的な治療ガイドラインでは，まずはご本人が注意欠如・多動症についての知識を得て自分の症状について理解すること（心理教育），注意欠如・多動症症状のせいでうまくいっていない場面への対処行動を身につけるような認知行動療法（機能障害への対処法の学習に焦点づけた認知行動療法）が推奨されています。特に，注意欠如・多動症の方の注意力を持続する訓練やマインドフルネス，整理整頓などの環境の整え方，怒りへの対処に焦点づけられたものが開発された点が特徴的です。このうち，心理教育と注意欠如・多動症症状を説明する3つの特性に関するモデルを紹介します。

　まずは，ご本人に注意欠如・多動症が発達障害のひとつであること，原因，特徴，主な対処法をお伝えして，自己理解してもらいます。たとえば，なぜ職場で頻繁にミスが起こるのか？　いつも締め切りギリギリなのはなぜか？　などを，注意欠如・多動症の特性によって説明していきます。もちろん，注意欠如・多動症にすべてが起因するわけではありませんが，これまで「私は仕事にやる気がないからミスしてしまうのだ」とか「締め切りギリギリなのは，私がだらしないからだ」と理解していた人が，「不注意症状によってミスが生じるのだ」，「時間処理障害や実行機能障害があるから計画立てが苦手で締め切りギリギリになってしまうのだ」と理解できるようになるわけです。さらに，そうした自己理解に基づいた対処を講じることで適応しやすくなることを知れば，治療へのモチベーションが上がります。

　心理教育でお伝えすることのひとつが，注意欠如・多動症の原因仮説で

す。注意欠如・多動症は前述した通り，実行機能のはたらきがうまくいか
ないことが原因で，さまざまな支障をきたしていると考えられています。
それに加えて，神経心理学検査で明らかになった注意欠如・多動症の人の
特徴（三重経路モデル，triple path way model）[13] を紹介し，さらに注意
欠如・多動症の人のうまくいかなさの背景を理解できるように支援しま
す。この三重経路モデルは，注意欠如・多動症の子どもと，そのきょうだ
い児，そうでない子どもを対象に行われた神経心理学検査で，注意欠如・
多動症の子どもが他の群と比較して得点の低かった項目についてまとめた
ものです。三重経路モデルの特徴と主な対処の基本方針は次の通りです。

三重経路モデルと対処の基本方針

① 抑制制御障害（inhibitory control）：

- 特徴：集中力を求められる課題に集中できず，他のことに気がそれてし
  まう障害。

- 対処の基本方針：集中を妨げる刺激（電話，窓口応対，メール，話し声，
  ネットなど）を減らした環境を用意する。たとえば，デスクの上に必要
  のない書類を出さない，電話応対を他の人に頼む，wifi を切って作業す
  るなど。

② 報酬遅延障害（delay aversion）：

- 特徴：時間的に遅く手に入る報酬よりも，すぐに手に入る報酬を好む性
  質。

- 対処の基本方針：課題を 10 分刻みなどに細かく分解して取り組み，小
  刻みに達成感を味わう。たとえば，締め切りが 1 カ月後の課題ならば，
  1 日ごとに進捗状況をメールさせるなどして，小さなゴールを用意し，
  その都度評価する。

③ 時間処理障害（temporal processing）：

- 特徴：ある課題を遂行するための所要時間の見積もりの不正確さや，う
  まくタイミングがとれないこと，現在進行形もしくは現在から未来に経

過する時間感覚の不正確さ。

- 対処の基本方針：課題遂行の所要時間を，実際に 10 分ほどやってみて実測する。そのタイムログに基づいて計画を立てれば，ズレが生じにくい。また，作業中には時間の経過が体感しにくいので，「この作業は 10 分で終わるはず」と見積もったら，10 分のアラームをかけて作業にとりかかる。

6）注意欠如・多動症の方への個別のリワーク支援の例

　少し前置きが長くなりましたが，成人期の注意欠如・多動症の方に対して個別でリワーク支援を行うときには，先に紹介した 4 つの STEP を使ってどのように進めていくのかを紹介します。

◆ 事例 A さん「いつも机の上が散らかっていて，大事なものでも失くしてしまう」

・A さんの問題

　A さんの職場の机の上にはファイルや資料が山積みになっていて，いつ雪崩が起きてもおかしくないほどです。そのため，ノートパソコンを開く場所がなく，いつも椅子の上や他の共有デスクを使っている A さん。先週は大事な書類を失くしてしまい，上司に叱られました。こうしたことが積み重なって，A さんはうつ状態となって休職に至りました。復職してもまた同じことが繰り返されるのが目に見えています。

　A さんのうつ状態が回復した頃，企業内カウンセラーとして A さんに個別面接を行うことができるようになりました。

・STEP 1：支援の目的を共有する

　A さんの問題は，非常にわかりやすいものでした。「机が散らかっていて，書類を紛失する」ことです。事前にカウンセラーは上司に他の問題（職場での対人関係や無計画な仕事の仕方）についても聞いていましたが，

一気に問題を並べるよりも，目に見える，ひとつの解決しやすい問題に絞ってお会いすることを優先しました。幸い，Ａさんにとっても「机の上を整理する」という課題は，比較的侵襲的ではなく受け入れやすかったようです。

Ａ：「はい，私もあの机はなんとかしなければと思っていました」

・ STEP 2：ケースフォーミュレーション，心理教育
まずは，そんなＡさんに対して心理教育を行いました。
Ａさんの机の上が散らかってしまう原因：

- 物の配置ルールを計画立てるのに時間がかかって面倒だし，すぐにいいことがあるわけではない（報酬遅延障害）
- 整理整頓のようなルール作りが苦手（実行機能障害）
- 使った物を元に戻すより先に仕事する（抑制制御の障害）

Ａさんは，当然自宅もかなり散らかっていて，それは今に始まったことではなく，小さい頃からだったと語りました。「ずっと自分はだらしない人間」だと思っていたそうですが，この心理教育を受けて，なぜ散らかるのかわかったし，自分を責めなくていいんだとわかってホッとしたといいます。

・ STEP 3：対処法を検討する
面接ではふたつの対処について検討しました。

《対処その１：整理整頓への動機づけを図る》
整理整頓をすることでどんないいことがあるのかを検討します。
整理整頓ができていないことで，これまでにどんなメリットとデメリッ

トがあったかをそれぞれ箇条書きにしてみます。短期的には整理整頓にわざわざ時間を割くのは非常にもったいない気もしてしまいますし，実際にこれまで散らかっていても A さんはぎりぎり生きてくることができたわけです。ただ，よくよく振り返ってみると，先週の A さんは大事な書類を失くして，職場で信頼を失うようなことがあったので，長期的なデメリットがあることも見えてきました。

　メリットとデメリットの書き出しが終わったら，両方をよく見比べてみましょう。どちらの方が自分にとってインパクトが大きいでしょうか？デメリットの方が大きいのならば整理整頓に労力を割くための決意ができるでしょう。また，メリットのところには，注意欠如・多動症の人がついつい整理整頓を先延ばしにしてしまう際の思考が書かれているはずです。A さんは，「今すごく忙しいんだから，机が汚くても仕方ない」，「別に自分の机なんだから，そんなにきれいにしていなくたって，いいじゃないか」のような思考を書きました。次に忙しくてファイルを棚に立てて並べずに，机の上にバサッと置いてしまいたくなるときにも，きっとこれらの思考が出てくるでしょう。そうしたら，「こうやって散らかるんだな。忙しくても元に戻そう」，「ここは職場なのだ」と考えを切り替えるようにします。A さんは決意を表すために，机の上に飾るとテンションの上がりそうな素敵な花瓶を買いました。こんなきれいな花瓶は，書類で埋もれた机の上には似合いません。ファイルの雪崩が起きれば，すぐに倒れて割れてしまうでしょう。こうして，決意を形にしていくこともお勧めしています。

《対処その 2：整理整頓のルールを知る》
　注意欠如・多動症の方にお勧めの整理整頓法は，「1 ステップ収納」です。いわゆる見せる収納です。これは，壁にかかっている状態の物を手に取るような，1 アクションで取り出せるし，収納もできる方法です。1 ステップ収納ですと，手間がかからないので元に戻しやすくなります。また，注意欠如・多動症の人は忘れっぽいので，物が見えている状態で収納

されていることで，「あ，あれはあそこにあったな」と探しやすくなることもとても大事です。間違っても，「ボックスに入れたものを引き出しの中にしまって……」などの2つも3つもステップのある収納にはしません。

　また，種類別ではなく，用途別に収納することが大事です。たとえば，ペン，印鑑，ティッシュ，名刺などは通常，ペンは机の上のペン立てに，印鑑は引き出しの中にと，種類別に収納されることが多いでしょう。そのため，契約書を作成するために取引先に訪問するときには，これらを取り出してかばんに詰めて持っていくわけです。そして帰ってきたら，またこれらをかばんから取り出して元の場所に戻します。しかし，この一連の流れでは，注意欠如・多動症の人は前述したように必要なものを取引先に持っていき忘れたり，帰社しても元に戻さずかばんに入れたままか，その辺に放置したりして，物を失くしてしまいがちです。こうしたことを防ぐために，「用途別収納」をお勧めします。これは，「契約書作成セット」として，ペン，印鑑，ティッシュ，名刺を一箇所にまとめて収納するのです。すべてを確実に持ち運ぶために透明のケースに入れるのもいいでしょう。ケースごと持ち運べます。

・**STEP 4**：周囲と個別面接で話し合ったことを共有し，環境調整する
　次に，職場の上司には以下のことをお伝えしました。

<u>きれいにすることではなく物がすぐ取り出せることを目標に：</u>

　整理整頓というと，一般的には引き出しの中もきれいに筆記用具などが並べられているイメージかもしれません。しかし，注意欠如・多動症の方の整理整頓では，「きれいにすること」ではなく，「物を失くさず，すぐに取り出せる」ことが目標であると認識してもらいます。周囲の方は，自分の「きれい」の価値観を押しつけることなく，整理整頓の目的はあくまで仕事の遂行であることを心に留めて，そのプロセスは個人の自由に任せておきましょう。

・その後の A さん

　机の上を覆っていたファイルを整理整頓することに決めた A さん。

　まずは，メモ帳に自分の仕事にはどんなものがあるかを箇条書きにしました。取引先別に書類をまとめていくのがよさそうだと気づいた A さんは，5 センチほどの厚みのある透明のプラスチックケースを複数揃えて，その中にその取引先に持っていくものをひとまとめにして入れることにしました。正直分厚いプラスチックケースはかさばるため，上司としては，別の方法で収納してほしかったのですが，そこはぐっとこらえました。A さんは，分類の難しい書類や，処分していいかわからない書類については，上司に確認しながら整理していきました。

　こうして A さんは，机を覆っていた書類をすべて分類して本棚に収めることができたのです。筆記用具やのりやはさみは机の上にいつでも取り出せる状態にしておきました。A さんは久しぶりに見えた机の天板で，ノートパソコンを開くことができました。印鑑も押しやすくて感動したそうです。また，この状態をキープするため，終業前の 5 分間は机の上を片づける時間にしているそうです。書類の紛失もそれ以降は起こっていません。

　いかがでしたか？　注意欠如・多動症の方に対するリワーク支援のイメージをつかんでいただけたと思います。次に，もう少し複雑で高度な問題を抱えた注意欠如・多動症の B さんの事例をご紹介します。

◆ 事例 B さん「複数の仕事があるとパニック」

・B さんの問題

　B さんは，今年度から新しい部署に移り，慣れない仕事を多く抱えるようになりました。今，B さんは 3 つのプロジェクトを抱えています。そのうちのひとつをこなしている最中に，4 つ目の仕事が入ってきました。B さんは，目の前の 3 つだけでも手一杯だったのに，4 つ目の仕事は全く経験のない仕事で，締め切りが 1 カ月後であるものの，間に合うかどうか心

配でなりません。しかし，すでに手を付けている3つのプロジェクトもあるため，身動きがとれないのです。どの仕事をしていても，別の仕事が間に合うか不安になって，目の前の仕事に集中できていません。結局あちこち手を出してどれも仕上がらず，1日の終わりには「いろいろやっていたわりにどれも中途半端にしかできなかった」と感じてどっと疲れてしまいます。

・STEP 1：支援の目的を共有する

Bさんの問題は，複雑で高度な困りごとでした。しかし，ご本人にとっても周りにとっても困り感が強かったため，面接をスタートするのはスムーズでした。

> カウンセラー：「複数の仕事が同時にやってきても，計画的にこなすことを当面の目標にしますか？」
> B：「そうですね。そんなことができたら，不安もおさまりそうです」

・STEP 2：ケースフォーミュレーション，心理教育

Bさんに対しては，複数の仕事がくるとパニックになってしまうことについて，注意欠如・多動症の特性との関連を心理教育しました。

Bさんが複数の仕事がくるとパニックになってこなせなくなる原因：

- 仕事の優先順位づけと計画立てができない（実行機能障害）
- 4つめの仕事は新規案件のため，どのくらいで終わりそうか時間が読めないし，見積もりがそもそもいつもずれがち（時間処理障害）
- 他の仕事が間に合うか不安で，目の前の課題に集中できない（抑制制御障害）

B：「まさに私の仕事の仕方そのものです。自分の働いてるところを誰かに
　　見られてたんじゃないかと思うぐらい」
カウンセラー：「時間って，追われるとストレスですが，自分で計画した通
　　りに時間をコントロールして使えるようになると，気分がいいですよ」
B：「ぜひそうなりたいです」

　Bさん，腑に落ちたようです。いよいよ対処法を検討していきます。

・STEP 3：対処法を検討する
　Bさんには，実際に休職中の自宅で抱えている雑用を仕事に見立てて，
計画立ての練習をしてもらいました。

《対処その1：仕事を箇条書きにして，優先順位をつける》
　Bさんには，まず抱えている雑用（仕事）をすべて箇条書きにしてもら
いました。ここでは，細やかな to do リストを作成するのではなく，まず
はプロジェクト名を大まかに書き出すのみです。こうして頭だけで記憶し
ていることを紙に書き出すことを「外在化」といいます。記憶することに
脳のエネルギーを使うよりは，外在化することでそのエネルギーを計画立
てに使う方が有効な活用方法です。Bさんは，飼い犬の予防接種，確定申
告，書類書き，庭の木の植え替えを挙げました。

《対処その2：それぞれの仕事を to do リストに分解して所要時間を実測する》
　次に，プロジェクトごとにその「作業手順に沿った」to do リストを
作ります。できれば1項目が10分間で終わるような細かいリストにしま
す。たとえば「報告書作成」のような大きな項目ではなく，「目次を考え
る」，「必要な資料を手元にそろえる」のような，すぐにできそうで具体的
な行動で表現される項目にします。また，慣れない仕事の to do リストを
作成するときには，「ひとつの手順そのものが漏れている」，「全くやり方

が間違っている」可能性もあるので，それを念頭に置いて，計画を作成する段階で上司や慣れている人によく確認して作る必要があります。Bさんにとって，「飼い犬の予防接種」はこれまで妻に任せきりにしてきたため，慣れない仕事でした。そもそも何をどの手順ですればいいかわかりません。妻に聞きながら to do リストを作っていきました。

to do リストができたら，これまで経験のある仕事についてはおよその所要時間がわかっているはずですので，項目の末尾に（10分）のように所要時間の目安を書き込みます。新規の仕事の場合には，実際に10分程度とりかかってみて，だいたいの目安をつけます。たとえば，100ページの報告書を仕上げる必要があるときには，まず全体構成を考えてから，その1章あたりにどれくらいの時間がかかるのかを書き出してみるとよいでしょう。このように実測することで，計画のズレが生じにくくなります。それでも最初のうちは，「予備の時間」を確保して，予定通りにいかなかったときに調整できるようにしておきます。Bさんの「確定申告」での練習では，必要な書類を探すことから始める必要がありました。「探し物」は，物が見つかるまで所要時間の読めない，頭を抱えるタスクです。Bさんは比較的時間のある日に取り組むことにしました。その他の雑用では，「書類書き」の所要時間も読めませんでした。試しに一部にとりかかってみることで，「思ったよりもこれは簡単そうだから，全部仕上げるには2時間みておけば十分だ」とわかりました。

> **報告書作成の to do リスト**
> □ 目次を考える（10分）
> □ 目次について上司にメールで相談（10分）
> □ 必要な資料を手元にそろえる（10分）

《対処その3：to do リストをスケジュールとして予定に組み込む》
どんなに素晴らしい to do リストができても，それを「いつか時間がで

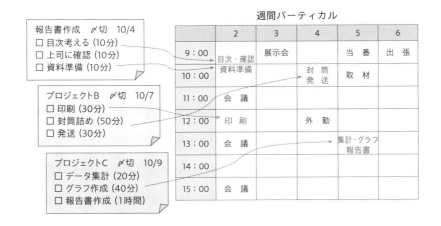

図 2 - 2　to do リストをスケジュールに組み込む

きたらしよう」と飾っただけでは絵に描いた餅です。「いつか」は一生こ
ないのです。ですから，計画立ての時点で，「報告書の目次作成は，10 月
10 日の 10 時から」と自分のスケジュールの空き時間に予定を入れてしま
うのです。実際にスケジュール帳にまるでそれが大事な取引先とのアポイ
ントメントであるかのように予定として入れてしまいましょう。同じ要
領で，to do リストのそれぞれをすべて，見積もった所要時間に合うスケ
ジュールの隙間にパズルのように組み入れていきます（図 2 - 2）。こうし
ておくことで，その日が来たら，朝から順番にその予定をこなしていくこ
とで，to do リストが計画通りに消化できます。B さんは，飼い犬の予防
接種を先延ばしにしがちでしたが，思い切って動物病院に電話して日時を
確定させました。同様に，確定申告や書類書きについても実施日を決めま
した。

　《対処その 4：目の前の仕事に集中できなくなったら，スケジュール帳を見
て「大丈夫，この計画通りにいけば間に合う」と自分を落ち着かせる》
　しかし，パニックになりやすい人ほど，A の仕事をしながらも B の

仕事が間に合うかが気になってしまうものです。そんなときには，スケジュール帳の to do リストやそれに基づいて記入した計画を見て，「大丈夫，この計画通りに行けば間に合う。仕事 B は明日の 10 時からの予定じゃないか」と自分に言い聞かせて，落ち着かせます。B さんは特に書類書きが苦手なので，その作業中には，「ああ，こんな書類を書いてる場合じゃない。予防接種も確定申告もあるのに，間に合うかな」という思考が邪魔します。そんなときには，スケジュール帳を取り出して，「大丈夫。この通りにやれば間に合うんだ」と自分に言い聞かせました。目視できるのも助かりました。それでも気分が落ち着かないときには，メモ帳など何か書ける物を用意して，そこに「予防接種」とか「確定申告」のように頭に浮かんで，作業を邪魔するものを書き出すようにします。そして「これは今やることじゃない」と呟くようにします。これは，注意欠如・多動症の治療で用いられる代表的な技法のひとつで「注意持続訓練」の一部です。注意を邪魔するものを頭の中だけで追い払おうとするよりは，メモにいったん書いて外在化することで，そこに置いておけるようになります。

> **to do リスト**
> □ 書類書き（4 月 22 日）
> □ 予防接種（4 月 25 日）
> □ 確定申告（4 月 30 日）

・STEP 4：周囲と個別面接で話し合ったことを共有し，環境調整する

　妻と B さんの上司には，以下のような助言を行いました。休職中には妻が，復職後には上司が B さんのタスク管理を手伝えるようにするためです。

<u>優先順位と期限を明確にして仕事の指示を出す：</u>

　B さんの計画立てに必要な情報をもれなく伝えるようにします。複数の

タスクがある場合には，どのタスクが最優先なのかを伝える必要があります。また，タスク遂行において優先される事項（スピードなのか，コストなのか，新奇性なのか，従来通りがいいのか，など）についても言葉で伝えるとよいでしょう。たとえば，「このカレーは，絶対1時間以内に作って。味にこだわりはないんだ。とにかくスピード重視だから。予算は多少高くついてもいい」といった具合です。期限については，「時間のあるときにやっておいて」とか「なるべく速く」といった曖昧な表現は避けて，何月何日なのかをはっきりと伝えます。

> ×「カレー作って」
> ○「このカレーは，絶対1時間以内に作って。味にこだわりはないんだ。とにかくスピード重視だから。予算は多少高くついてもいい」
>
> ×「時間のあるときにやっておいて」，「なるべく速く」
> ○「何月何日までに」

ホワイトボードで進捗状況を共有する：

Bさんと共に立てた計画（to doリストおよびスケジュール）は，できればホワイトボードなど，周囲の人からもぱっと見て把握できる状態にしておくとよいでしょう。やり方は簡単です。Bさんのデスクに小さなホワイトボードを設置します。そのホワイトボードにこの1週間のスケジュール帳（何時から何の仕事をするか）を拡大コピーして貼り付けておくのです。作業を進めるときには，マグネットを現在作業中のところに置いておきます。そうすると，周りにもBさん自身にも，「今，何月何日の何時だから，Bさんはこの作業のこれをしているんだな」とすぐにわかります。ひとつ作業が終われば，to doリストに✓が入ります。進捗が遅れている場合にも，これならひと目でわかるので，早めに助けられます。

・その後のＢさん

　いくつもプロジェクトを抱えてパニックになっていたＢさん。休職中も家の雑用を複数抱えて心休まらずにいました。しかし，to do リストとして書き出した段階で，「こんなに自分は雑用を抱えていたんだ。これだけのことを頭の中だけで覚えておこうとするなんて無謀だ」と気づきました。また，妻と共に綿密な計画を立てたこと，それがタイムログに基づく実行可能な計画であったことで，安心感を持ちながら仕事を進めることができました。雑用の進捗が遅れているときには，妻が「今，つまずいているの？　なにか手伝えることがあるか？」と一声かけることができ，Ｂさんはさらに安心できました。こうした妻のサポートとＢさん自身のがんばりで，なんとかすべての雑用を仕上げることができ，復職への自信を持つことができたのです。

7）個別支援で困った場面と解決策

　ここまで，４つのステップに分けて支援の概要をみていただきました。しかし，実際の支援の現場では，なかなかスムーズにいかないこともあるでしょう。ここでは，よくある，支援がうまくいかずに困った場面と解決策をご紹介します。

　Ｑ１：本人が「なぜか仕事が遅いと言われるが，自分では原因がよくわからない」と言う場合，どのように STEP２のケースフォーミュレーションを進めていけばいいでしょう。

　Ａ１：注意欠如・多動症などの発達障害をお持ちの方のほとんどがそうおっしゃいます。自閉スペクトラム症を併存されている方ならなおさら言葉で困り感を表現したり，何が問題なのかを把握したりするのが難しいかもしれません。私はそんなとき，ご本人の許可を得て，以下の２つの方法をとります。

（1）職場を訪問する

百聞は一見に如かずです。職場にお邪魔すれば，実に多くの情報を得ることができます。仕事内容，量，ご本人のデスク周りの整理整頓状況，周囲の人の忙しさや雰囲気，人間関係，机の配置などです。許可が得られれば，複数の上司に話を聞くことで立体的にご本人や周囲の状況を理解していけます。

（2）上司に定期的に情報をもらう

上司からできれば1週間に1度，本人の日報のような何時からどの仕事をしていたかがわかる資料をもらいます。これはご本人の仕事内容や進捗状況をカウンセラーとして把握するためでもあり，上司自身の「なんとなくあの人，仕事が遅い」という漠然とした認識を「この仕事に○時間かかっているんだな」という客観的な認識へと変えてもらうためでもあります。面接の後期には，「この1週間で上司の目線から見て，本人の改善が見られたことと，残された課題を，具体的な場面で教えてください」とお願いしています。こうすることで，本人にプラスのフィードバックができたり，さらに課題となる場面を取り出して本人と対処を検討することができます。課題となった場面については，見開き1ページで左側には問題場面の再現となぜそうなるのかの説明（注意欠如・多動症の特性との関連を書く），右のページには改善のために本人および周囲ができることを行動課題として書きます。このノートを本人にも上司にも渡すことで，職場適応を促していきます。繰り返しになりますが，これらの過程はすべて本人に了解を得ながら進めます。面接室を密室にしないことがコツです。

Q2：本人から診断名について，職場にどこまでオープンにすべきか相談されました。どうしたらいいでしょう。

A2：これもよく寄せられる相談です。「職場に診断名を伝えるか，伝えないか」という二者択一的な視点よりは，「職場に何を求めると，本人

の職場適応がよくなるか」という視点で検討するとうまくいくようです。具体的には，古い体育会系の風土の職場で，注意欠如・多動症という診断名に対して「がんばればなんとかなるのに」といったネガティブな認知を持つ人が多いのなら，診断名は公表せずに，「締め切りは長くせずに，小さな単位に仕事を分解して短期決戦でいかせてください」といった助言を行う方が実際にはうまくいくようです。

　職場の風土を見極めて，仕事内容や量の考慮，上司からの仕事の振り方，席の配置などの具体的な助言を行うことが大事なのではないでしょうか。

　ここまでお読みいただいていかがでしたか？
　注意欠如・多動症の方のリワーク支援のうち，どのように問題をとらえて（STEP 2），どのように対処すべきか（STEP 3）について具体的なイメージをもっていただけたかと思います。
　次の項では，注意欠如・多動症の認知行動療法の中でも最も難易度の高い「時間管理」をグループで実施する方法をご紹介します。リワークプログラムのひとつとして実施していただくことで，注意欠如・多動症と診断がついていない人にも役立つプログラムです。

3.　注意欠如・多動症タイプの大人のための時間管理プログラム

　ここでは，注意欠如・多動症の診断を受けた人や，その傾向が見られる方々のリワーク支援の一環として導入できる「時間管理プログラム」を紹介します。

1）時間管理プログラムの勧め
　注意欠如・多動症の方は前項でご紹介した通り，時間処理障害をもっています。「1時間もあればできると思っていた仕事に，なぜか3時間かかってしまう」といった見積もりのずれの問題や，「なぜかいつもギリギリに

なってしまう」という時間感覚の不正確さなどがそれにあたります。こうした時間処理障害が機能障害に及ぼす影響を減らすための介入技法に「時間管理」があります。時間管理とは，「目標を達成するために時間を効果的に使用する行動」[5] と定義されていて，仕事や学業上の成績との関連[1-3]，職業満足感やストレスとの関連[7] が指摘されています。

　著者らは，2016 年から注意欠如・多動症の大人を対象に，時間管理スキルを身につけるための支援のひとつとして，集団認知行動療法プログラムを作成し効果を実証してきました[12]。これは，『ADHD タイプの大人のための時間管理ワークブック』[8] として出版されています。しかし，このプログラムは，職場適応を参加動機とする参加者に対しては効果が限定的でした。なぜなら，プログラムの対象として就労していない患者が想定されており，生活場面を中心に作成されていたからです。職場適応には，時間管理スキルに加えて，上司や同僚との時間管理をめぐる仕事の指示受けや調整，依頼などの対人スキルを含める必要があります。

　そこで，著者らは，2021 年に成人期の注意欠如・多動症患者の仕事場面に特化した時間管理を主題とする集団認知行動療法プログラムを作成しました。これは『働く人のための時間管理ワークブック』[10] として出版されています。

　これらふたつの時間管理プログラムの効果も検討されています。介入終了 2 カ月後の復職率は，「ADHD タイプの大人のための時間管理プログラム」を受けた人たちでは 50.0%，「働く人のための時間管理プログラム」を受けた人たちでは 61.53% でした。これは，他機関のリワークプログラムにおける復職率 76.6%[12] と比較すると低いものの，全 7 ～ 8 回と短期間で実施が終わる点を考慮すると，費用対効果の高いプログラムになったといえます。

2）プログラムの構造

「ADHD タイプの大人のための時間管理プログラム」および「働く人の

ための時間管理プログラム」はどちらも，看護師や精神保健福祉士，臨床心理士がリーダーおよびコリーダーをつとめ，週に１回２時間実施しました。「ADHD タイプの大人のための時間管理プログラム」は連続８週間，「働く人のための時間管理プログラム」は７週間継続するものでした。

また，セッションとセッションの間には，毎回ホームワークが課されていました。次のセッションの冒頭では，ホームワークで実践した時間管理の結果達成した草とりの写真や片づけた部屋の写真が参加者全員にシェアされていました。この時間が多くの参加者にとって最も時間管理スキルの実践や参加継続の励みになったといいます。「日頃，夕食の後に食器を洗うことぐらいでは誰も褒めてくれなかったけど，自分にとっては本当に難しいことだった。このグループでは，先延ばしをせずにやるべきことに取り組む方法を学んで，そのことを他の参加者が喜んでくれるのが嬉しかった」という感想をもらっています。

3）「ADHD タイプの大人のための時間管理プログラム」

このプログラムは，時間管理の基礎編に位置していて，基本的な生活リズムを整えたり，やるべきことをこなしたり，１日を計画立てて過ごしたりといったことを学んでいきます（表 2 - 1）。『ADHD タイプの大人のための時間管理ワークブック』[8] を参加者に配布し，ワークブックに沿ったパワーポイントを映写しながらプログラムを進行していきました。プログラムは，注意欠如・多動症症状の中でも，「不注意」症状と「衝動性」症状に焦点を当て，不注意を補うための記憶の補助としてのスケジュール帳の活用や，衝動性を補うための計画立てのスキルを学ぶことができるよう工夫されていました。

4）「働く人のための仕事時間管理プログラム」

このプログラムは，あくまで「注意欠如・多動症タイプの大人のための時間管理プログラム」で習得すべき内容が定着している人を対象にし

表2-1　時間管理スキルに焦点化した集団認知行動療法のプログラム

ステップと セッション	タイトル	習得する主な時間管理スキル
第1ステップ（数時間単位の時間管理）		
1	ADHDタイプが時間に追われる理由を知る	心理教育・目標設定
2	夜更かしをやめる・やる気を出す方法を学ぶ	夜更かしのメリット・デメリット分析・自己報酬マネジメント
3	朝準備を決められた時間までに終える	時間の見積もり・朝準備セットの作成・生活動線の見直し
4	夕方のバタバタを乗り切る	to-doリストの作成・整理整頓・短時間の計画立て
第2ステップ（24時間単位の時間管理）		
5	日中を効率よく過ごす	優先順位づけ・隙間時間の活用・24時間の計画立て
第3ステップ（1週間単位の時間管理）		
6	大きな仕事の分解	数日間にわたる計画立て・スモールステップ・環境設定
7	あとまわし癖の克服	先延ばし癖の克服・1週間単位の計画立て・行動計画
8	これからの自分とのつきあい方	目標到達確認・価値に基づく優先順位づけ

表2-2　仕事場面に焦点化した時間管理プログラムの内容

	タイトル
1	時間管理と脳の関係／ロジックツリー to do リストの作り方
2	先延ばし課題に重い腰を上げる
3	仕事の優先順位づけ
4	制限時間内に仕事を終わらせる
5	プロジェクトの管理
6	複数のプロジェクトの管理
7	すべての時間管理スキルの統合と進捗状況の報告

◉ **ひとりよがり注意報**

- 仕事が遅いと指摘されているルナさん

 ルナさん（20代女性，仮名）は，旅行会社に勤務し，仕事に熱心に取り組んでいます。しかし，同期と比較すると，仕事のスピードが遅く，残業だらけです。効率的に仕事をこなそうと，先輩から引き継いだ仕事もエクセルの自動計算シートを作って，正確に計算できるようにしました。なのに，上司からも，「急いで！」とよく叱られています。どうしたらいいのでしょう。

- WORK 1　自己流の罠に気づこう！

 ルナさんは自己流の素晴らしい工夫を生み出し，正確さを極めていました。しかしそれでスピードは遅くなっていたようです。せっかくの工夫も評価されずかわいそうですね。ルナさんの職場では，正確さもさることながら，スピードも大事にされていました。また，その仕事を次の後輩に引き継ぐ際のわかりやすさも重要でした。このように，自分の優先順位と職場における優先順位は違うことがあります。自己流の手順を思いついたときには，上司に相談して優先順位を確認することをお勧めします。

た，応用編という位置づけです（表2-2）。また，対象は必ずしも注意欠如・多動症の方のみではなく，自閉スペクトラム症の方や併存している方まで視野に入れて構成されていました。応用編であるため，たとえば，3回目の「仕事の優先順位づけ」では，一般的に優先順位づけの基準とされる「重要度」と「緊急度」の考え方について，テキストには「あなたが重要と思うことと，会社や上司や取引先が重要と思うことには違いがあることもある。自分の価値観のみで仕事の重要度を判断すると，評価されないこともあるかもしれない」との解説があり，さらには「ひとりよがり注意報」というネーミングまでされていました。リワークプログラムの現場でスタッフがこうしたことを助言するには，相当な信頼関係が構築されている必要があり，それでもセンシティブな介入となりがちですが，テキストの中でさらりと触れられていることで，案外，参加者が「これ自分のこと

が書かれています」と認めて自己理解している例も多くみられました。

　プログラムは，『働く人のための時間管理ワークブック』[10] の一部を使用して実施されました。このプログラムは，注意欠如・多動症の時間処理障害のみに焦点づけるのではなく，上司や取引先の要望を明確にする方法や，締め切りまでの期間に応じて仕事のやり方を最小限に変更して間に合わせる方法など，幅広く習得できるように工夫されていました。

◆ 事例「ADHD タイプの大人のための時間管理プログラム」に参加したＣさん

　Ｃさんは参加当時 30 代の女性で，家が片づかず，ゴミに埋もれた，開かずの間があるとおっしゃいました。時間管理の最終仕上げのセッションでは「先延ばしを克服する数日にわたる計画立て」に取り組むのですが，Ｃさんはそこで，その開かずの間の片づけにチャレンジされたのです。Ｃさんからはプログラム終了後に次のような感想文をお寄せいただきました。

　　私は子どもの頃から整理整頓ができず，私の部屋は汚部屋だと言われていました。小学校の頃は，机の中には常にカビの生えたパンが入っており，それに紛れてぐちゃぐちゃに押し込められたプリント類もあって，私の机は教科書を入れることすらできない状態になっていました。片づけたくても，ついつい先延ばしにしてしまい，また，何をどこから片づけたらいいのかもわからなかったので，私はいつも学校の先生を困らせていました。

　　結婚した後も，人が出入りできないくらい山積みになったゴミ部屋の中で私は生活をしていました。そのとき，ADHD の認知行動療法があると知り，藁をもつかむ思いで参加させていただきました。最初は，ひとつひとつの課題が，私にはとてもハードルが高く感じられ，諦めかけそうになったこともありました。でも，回数を重ねるうちに，「私でもできることがある」と実感できる事柄が少しずつ増えてきました。たとえば，ダイニングテーブルの上を片づける。当然のことかもしれませんが，注意欠如・多

64

動症の私には大きな課題のひとつでした。それで，段階を踏んで少しずつ片づけていくことに重きを置いた結果，問題のダイニングテーブルだけでなく，その周辺を綺麗に整理整頓することができました。この経験が「私でも部屋を片づけられるという自信」に繋がったと思います。その後，自分の汚部屋も同じ要領で片づけてみたらどうだろうと考え，掃除をしてみました。段階を踏み，徐々に掃除の範囲を広げていったところ，なんと三日間で綺麗な部屋になりました。私は，部屋の片づけを通して，これまで悩みだった「先延ばし」や「先の見通しがたたないことへの不安感」から解放され，自己肯定感が芽生えました。

◆ **事例「働く人のための時間管理プログラム」に参加したDさん**

Dさんは，編集者として出版社で働いていました。複数の出版物を同時並行して進めるわけですが，数カ月から年単位にわたるプロジェクトを管理しきれず，徹夜を繰り返して体調を壊し，疲弊していました。ついにうつ状態になり休職に至ったわけです。

働く人のための時間管理プログラムに参加し，Dさんは初めて自分の仕事を to do リストに分解することの難しさの原因がわかったといいます。Dさんのこれまで作成してきた to do リストは，「初校」「第二校」といった大雑把すぎるプロセスが記述されるのみだったのです。これでは具体的にどのような行動をすればいいかわかりづらいだけでなく，ひとつの to do にかかる時間が長すぎて，いつまでたっても「終わった！」という感覚が得られませんでした。Dさんは「その日のうちにできる to do リスト」を作るべきだと気づきました。しかし，編集という仕事柄，数カ月にわたるプロジェクトに必要な to do の書き出しに苦戦していたようです。そのため，「ロジックツリー to do リスト」という，プロジェクトを大雑把な単位で分類してから，小さな to do を作成していく手順を習得してもらいました。このおかげで，プロジェクトの全容が把握でき，もれなく作業を進めることができるようになったのです。

手　順

1. おおまかな要素
   に分けてリスト
   アップします。

2. 要素ごとに，to do リスト
   をスモールステップで作
   成します。

3. 締め切りと所用時間（予想）
   を文末の（　）に書く。

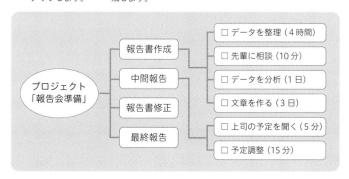

図 2 - 3　ロジックツリー to do リストの例

　また，このロジックツリー to do リストは D さんの思考をまとめる効
果もありました。D さんには自閉スペクトラム症の傾向が強くありまし
たので，編集作業を始めると時間を忘れて細部にこだわり，ひたすら自己
満足的な完璧主義に陥る傾向がありました。そのため一部に時間をかけす
ぎ，かけた労力の割には報われず，さらに全体の進行は遅れる傾向にあっ
たのです。D さんはそれぞれのプロジェクトについて，最初にロジックツ
リー to do リストで全体像を把握することで，「今，このプロジェクトの
このあたりを進めているんだな。あとこのくらいやることが残っているか
ら，このペースでやっていかなくちゃ」と進捗状況を把握しながら仕事
を進めることができるようになりました。
　また，D さんは，ガントチャートが仕事柄役立つ人でもありました。ガ
ントチャートは，数週間から数カ月にわたる長期のプロジェクトを管理す
る必要がある人に向いているからです。D さんはこれまで，月を跨ぐタ
イミングで，「あ！　今日から 4 月だけど，4 月は 5 日に締め切りがあるん
だった！」と直近の締め切りが近づいていることに気づいて，いつもバタ

バタしていました。しかし，ガントチャートで常に数カ月先までの予定を俯瞰できるようになってからは，慌てることが少なくなったといいます。

　Dさんはこうおっしゃいました。「これまで会社から上半期の計画をこういう形（ガントチャート）で出すように言われてたんですけど，ずっと書けなかったんです。でもなんで書けなかったのかやっとわかりました。ロジックツリーのおかげでやっと思考がまとまりました」

　こうした積み重ねで，Dさんはスムーズに復職することができました。編集者としての自信を取り戻すことができたようです。

文　献

1. Barling, J., Kelloway, E.K. & Cheung, D. : Time management and achievement striving interact to predict car sales performance. J. Appl. Psychol., 81, 821-826, 1996.（doi: 10.1037/0021-9010.81.6.821）
2. Britton, B.K. & Tesser, A. : Effects of time-management practices on college grades. J. Educ. Psychol., 83 ; 405-410, 1991.
3. Burt, C.D.B. & Kemp, S. : Construction of activity duration and time management potential. Applied Cognitive Psychology, 8 ; 155-168, 1994.（doi: 10.1002/acp.2350080206）
4. Castellanos, F. : Developmental trajectories of brain volume abnormalities in children and adolescents with attention-deficit/hyperactivity disorder. JAMA, 288 ; 1740-1748, 2002.
5. Claessens, B.J.C., van Eerde, W., Rutte, C.G. et al. : A review of the time management literature. Personnel Review, 36 ; 255-275, 2007.（doi: 10.1108/00483480710726136）
6. Kessler, R.C., Adler, L., Barkley, R. et al. : The prevalence and correlates of adult ADHD in the United States: Result from the national comorbidity survey replication. Am. J. Psychiatry, 164 ; 716-723, 2006.
7. Macan, T.H., Shahani, C., Dipboye, R.L. et al. : College student's management: Correlations with academic performance and stress. J. Educ. Psychol., 82 ; 760-768, 1990.（doi: 10.4992/jjpsy.87.15212）
8. 中島美鈴, 稲田尚子：ADHDタイプの大人のための時間管理ワークブック. 星和書店, 東京, 2017.
9. 中島美鈴, 稲田尚子, 谷川芳江ほか：成人注意欠如・多動症の時間管理に焦点を当てた集団認知行動療法の効果の予備的検討. 発達心理学研究, 30 ; 23-33, 2019.

10. 中島美鈴, 前田エミ, 高口恵美ほか：働く人のための時間管理ワークブック. 星和書店, 東京, 2021.
11. Nakashima, M., Inada, N., Tanigawa, Y. et al.：Efficacy of group cognitive behavior therapy targeting time management for adults with attention deficit/hyperactivity disorder in Japan: A randomized control pilot trial. J. Atten. Disord., 26；377-390, 2021.
12. 大木洋子, 五十嵐良雄：リワークプログラム利用者の復職後の就労継続性に関する効果研究. 産業精神保健, 20；335-345, 2012.
13. Sonuga-Barke, E., Bitsakou, P. & Thompson, M.：Beyond the dual pathway model: Evidence for the dissociation of timing, inhibitory, and delay-related impairments in attention-deficit/hyperactivity disorder. J. Am. Acad. Child Adolesc. Psychiatry, 49；345-355, 2010.
14. 内山敏, 大西将史, 中村和彦ほか：日本における成人期注意欠如・多動症の疫学調査：成人期注意欠如・多動症の有病率について. 子どものこころと脳の発達, 3；34-42, 2012.

第 **3** 章　復職準備性の評価と職場との連携

1. 復職準備性評価について

　ここではまず，リワークを行うときの評価について紹介します。リワークに取り組むとき，どの評価を用いて効果判定や予後予測を行うかは重要な視点のひとつです。全般的な評価を用いるのか，作業能力や認知機能など個別の職務遂行能力に関する評価を用いるのか，あるいは症状評価を用いるのか，皆さんも迷うところではないでしょうか。あれもこれもと欲張ると検査が多くなり，時間もかかりますので，スタッフや参加者の負担も大きくなります。その中で，日本うつ病リワーク協会のホームページでも紹介されていて，国内でリワークを行うにあたって押さえておきたい評価のひとつに復職準備性評価尺度があります。各項目 1 ～ 4 点の 4 段階評価で 23 項目あります。評価者間信頼性，内的整合性，予測妥当性や，就労継続の予測妥当性の検討もなされています[4, 7]。表 3 - 1，表 3 - 2 に示すように，評価内容は睡眠や活動量，精神症状などの生活基盤，集中力や職場上司とのコミュニケーションなどの社会的スキル，復職に向けた活動内容などの準備状況まで，全般的に網羅されています。12 項目の簡易版[1]も発表されていますが，23 項目の評価尺度の方がきめ細かく評価できてよいと思います。本邦では広く用いられている評価尺度なので，リワークス

表 3-1　復職準備性評価シート（23 項目）

A. 基本的な生活状況	E. 職場との関係
1. 起床時刻	14. トラウマ感情
2. 食生活リズム	15. 就業規則・約束の不遵守
3. 戸外での活動	F. 作業能力，業務関連
B. 症状	16. 集中力
4. 精神症状	17. 業務への関心・理解
5. 身体症状	18. 業務遂行能力
6. 熟眠感	G. 準備状況
7. 睡眠時間	19. 職場上司との接触
8. 昼間の眠気	20. 業務への準備
9. 興味・関心	H. 健康管理
C. 基本的社会性	21. 服薬のアドヒアランス
10. 身だしなみ	22. 健康管理スタッフとの関係
11. 他人との交流	23. 再発防止への心構え
D. サポート状況	
12. 家族との関係	
13. 主治医との関係	

タッフ間では共通言語として用いることができるところも利点と思います。

　一方で，復職や復職後の勤務継続に関して，他の評価尺度[2, 3, 5, 6)]が報告されていますが，それらの有用性はまだ十分に検討されていません。

　さて，先に述べた復職準備性評価も復職や復職後の勤務継続を予測するという観点からのカットオフ値についてはまだ検討の余地を残しています。そこで，著者らは復職準備性評価を用いて，その判断基準に関する研究を行いました。以下では，この研究内容のうち休職者に限定した解析について詳しく紹介します。

◆ **復職準備性評価の基準値**

　リワークを利用している参加者を対象にして，復職準備性評価を毎月実

表3-2 復職準備性評価シート（質問の一部抜粋・省略）

> **1. 起床時刻**
>
> 健康に出勤していたときの起床時刻より，1時間以上遅く起きることが平均して週に何回あるか。
>
> **3. 戸外での活動**
>
> 2時間以上戸外で活動している日が，平均して週に何回あるか。
>
> **14. トラウマ感情**
>
> 発病に関するトラウマ（「自分は職場，会社の犠牲になって発病した」という感情）を表現するか。
>
> **18. 業務遂行能力**
>
> 以前の仕事に戻るとして，現在から6カ月以内に，健康時の業務遂行能力の何割が達成されると思われるか。
>
> **23. 再発防止への心構え**
>
> 再発防止について話し合えるか。

（文献7より引用）

施しました。そこで，リワーク修了時の復職準備性評価点と，復職できたかどうか，復職後に勤務継続できているかどうかについて，その関連を解析しました。対象は当院のリワーク参加者のうち，研究に同意を得られた休職者105名です。内訳は表3-3の通りです。

統計解析の手順は次の通りです。

1. 復職できたグループと，復職に至らなかったグループに分けた。
2. リワーク修了時の復職準備性評価点が，復職できたか否かを予測するかどうかを解析した。
3. リワーク修了時の復職準備性評価点が，復職継続ができたか否かを予測するかどうかを解析した。
4. 復職準備性評価点のカットオフ値（どのくらいの評価点であれば，復職できるのか，あるいは復職継続できるのか）を解析した。

表 3 - 3 休職者 105 名の内訳

研究の対象者		
平均年齢		41.3 歳
性差	男性	80 名
	女性	25 名
診断名	うつ病	65 名
	双極性障害	19 名
	適応障害	17 名
	不安障害	3 名
	PTSD	1 名
婚姻状況	未婚	50 名
	既婚	55 名
リワーク平均利用回数		71.5 回
リワーク平均利用期間		190.6 日

　その結果，復職準備性評価はリワーク修了後の復職可否を予測できました（図 3 - 1）。カットオフ値としては，復職準備性評価の評価項目の平均が 3.2 以上であることが復職できるかどうかを判断する指標になります。総得点に換算すると 73 点程度となります。

　復職継続については，予測できませんでした。しかし，堀井らの研究によれば，復職継続も予測できるとの報告もなされています。その研究では復職準備性の総得点を用いて解析したところ，総得点が 65 点以上あると復職後 6 カ月後に就労継続できている確率が 96.7 ％ としています[4]。

　復職後に再休職する方がいることを考えると，復職継続は復職することよりハードルは高くなると容易に予想されます。著者らの指標は復職の時点で評価項目の平均 3.2 以上，総得点では 73 点程度という結果となっていることを考えると，堀井らの算出した基準はむしろ低めと言えます。復職 6 カ月後の時点で，復職継続できた群とできなかった群を比較すると，リワーク修了時の復職準備性評価点はそれぞれ 3.48 点と 3.44 点でほぼ同点でした（図 3 - 1）。つまり，既存の復職準備性評価点では，復職継続性

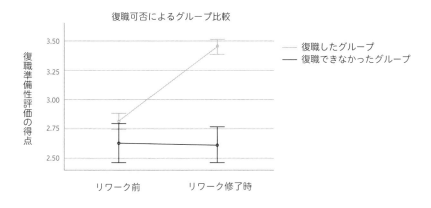

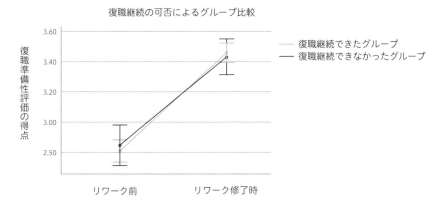

図 3 - 1　リワーク前後における復職準備性評価の得点の推移

を予測できないという可能性もあります。

　この理由として，復職準備性評価は観察評価と言いつつもご本人の自己
申告に基づいた評価項目が含まれていることもあり，この自己申告のとこ
ろで楽観的な患者と悲観的な患者の間で評価点が大きくばらついてしまう
という欠点があります。したがって，復職や復職継続を判断する場合には
他の検査結果なども含めて総合的に評価する必要もあるかもしれません。
また，双極性障害などで気分が高まっている状態で評価を行うと，楽観的

に自己評価しますので評価点が高くなる傾向にあるように思います。さらに，復職後は職場のサポートが重要になり，業務量の調整や業務内容の選別，ときには部署異動といった人的・物理的なサポートがどの程度，どこまでの期間なされるのかといったことが復職継続性に大きく影響すると考えます。職場に配慮をし続けてほしいということではありません。本人の回復度と職場の配慮がうまく合致するかどうかということです。しかしながら復職後の状況については，リワーク修了時の復職準備性では十分に判断することは難しいと思います。この点も復職準備性が復職継続を予測できない一因と考えています。

　これらのことを踏まえて，復職準備性評価の結果だけに頼らず，より客観的な評価と併せて復職や復職継続が可能かどうかを判断する必要があります。著者らは復職準備性評価の補完として，認知機能や作業検査といった他の評価方法についての検討も行っていますので，次の節で紹介します。

2.　検査結果でみる復職基準

　復職判定の基準として復職準備性評価を説明してきましたが，ここでは認知機能や作業能力における基準について紹介します。大分大学医学部附属病院ではリワークを開始以降，さまざまな検査を実施してきました。それらを整理して解析にかけたところ，認知機能などで復職の基準となるような結果が出ました[8]。

　この研究では，フォローアップ期間を含めて約4年間の結果を解析しています。この期間に当院のリワークを利用した方のうち128名を対象として，リワーク修了時の検査結果とその後の転帰（復職できたかどうか，どの程度の期間を復職継続できたのか）との関係を調べました。また，この中から，本来リワークの対象者である休職者105名に限定した結果も紹介します。復職継続できたかどうかについては追跡調査できた85名を対象としています（図3-2）。

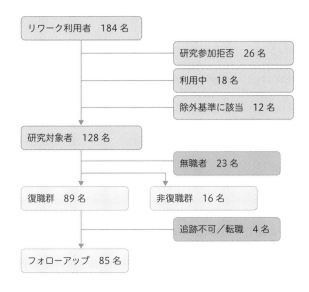

図 3 - 2　対象者分類のフローチャート

　TMT-B は平仮名と数字を交互に順を追ってつなげていく検査です。当
院ではパソコン版を用い，線を引く代わりに順を追ってクリックしてもら
うと自動的に線がつながっていくようになっています。数分で実施でき，
負担もほとんどありません。ちなみに，TMT-B は完了までの時間が短い
ほど機能が良いとみなします。

　そこで，リワーク修了時の TMT-B のデータを有する無職者を含めた
125 名を対象に TMT-B と復職や復職継続の関連を解析しました（データ
の欠損があり，ここでの解析は 125 名を対象としています）。その結果，
復職の可否と TMT-B との間に有意な関連が認められました。すなわち，
休職中の方と無職の方を合わせて解析すると，TMT-B の結果が 66.8 秒
より早いと復職もしくは就職できる方が有意に多くなりました。リワー
ク本来の対象である休職者に限定して解析すると，TMT-B の結果が 76.5
秒より早いと復職できる方が有意に多くなりました[8]。

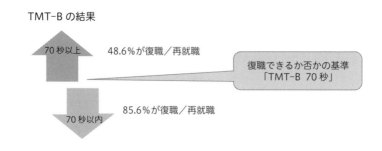

図 3 - 3 TMT-B の結果

　この結果は，休職者にしぼった方が TMT-B による復職予測のカット
オフ値は長くなるということになります。この理由として，休職者は多少
認知機能の回復が不十分でも復職先があるために復職自体は可能となりま
す。他方，無職者の方はよほど認知機能が改善しないと職探しや就職が難
しいということかもしれません。

　ところで，この復職の可否と TMT-B についてもう少し深堀りして基準
となるような数値の抽出を試みました。休職者と無職者を合わせた場合と
休職者に限定した場合との結果の中間をとり，70 秒を基準としたときの
結果はどうなるのか調べてみました。結果は 70 秒以内の結果を出した方
のうち 85.6％が復職もしくは再就職することができ，70 秒以上の結果を
出した方では 48.6％が復職もしくは再就職できたという結果となりました
（図 3 - 3）。

　つまり，復職できるかどうかを判断するときの指標として，TMT-B の
結果が 70 秒以内かどうかという基準を見出すことができました[8]。これ
はとても画期的だと考えています。今まで復職準備性評価が復職するとき
の転帰と関連があると報告する研究は多くありましたが，指標まで抽出し
たものはないように思います。著者らは，認知機能の評価である TMT-B
と生活や作業面の総合的な観察式評価である復職準備性評価との結果を組
み合わせることにより，復職や復職継続に関してより有効な判断をするこ

とが可能となると考えています。

3．復職準備性評価を用いた会社との連携

　復職準備性評価はリワークスタッフ以外にとっては馴染みのない評価であり，精神科の医師からもよくわからないと言われることがあります。また，職場の上司やリワークに馴染みのない産業保健スタッフにとっても同様でしょう。そのような場合，復職準備性評価の説明はもちろん，先ほど著者らの研究結果を紹介したように，適切な復職の時期を見極めるための基準値の設定があると，復職の判断材料として考慮してもらいやすくなることもあると思います。主治医の診断に基づいて復職させたものの再休職となるケースが多くなると，精神疾患の患者さんを復職させることに対して職場側が慎重になったり懐疑的となったりするかもしれません。そうなると，本来は十分に回復している患者さんにとっては不利益となってしまいます。リワークという疑似職場における客観的評価があることで，それが復職判定の際の科学的根拠として公平に判断する一助になれば幸いです。

　このように，復職準備性評価を用いる利点は，会社とのやり取りをするときに復職に向けた準備状況を具体的に提示することができることにもあります。会社に評価結果を提示することに対してご本人の了承が得られれば，復職準備性評価についてよくわからないであろう職場の上司や産業医等に対しても数値化して提示することで，復職に向けた準備段階を確認してもらうことができます。また，1〜2カ月ごとに評価結果を提示することで，その改善度合いも理解してもらいやすいと思います。

　当院では，リワークスタッフが復職準備性評価を含む精神科デイケア定期報告書を送る職場の窓口は，図3-4のように上司，保健師・産業医，安全衛生係など会社によって異なります。また，院内の主治医や院外の主治医にも定期的に送付しています。

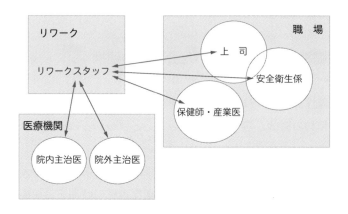

図3‐4 定期報告書の送付先

　さらに，当院で経過や評価結果を提示する方法として工夫しているところは，グラフを用いている点です。どの項目が改善したのか，または悪化したのかが一目瞭然です。

　当院では，本人の同意が得られたうえで，評価結果を職場に伝えるとともに，リワークの参加回数や利用時の様子についても追記して月１回，リワーク定期報告書として職場に送付しています（図3‐5）。職場は医療機関ではなく，医学的知識に乏しいと考えられるため，慎重を期して内容は毎回あらかじめ本人に確認をしていただいており，本人の了承が得られない場合には送付を控えています。送付しているケースでは，利用が長期化しているときに現状を踏まえて長期化の理由を説明することもでき，リワークに対する会社の上司や産業保健スタッフの理解を促進する一助になっていると考えています。加えて，報告書には返信用紙を同封しており，職場から丁寧なご意見をいただくことがあります。リワークに期待すること，本人に期待すること，本人の現状について理解できたとの報告などを上司や保健師に記載していただいています。先方に手間をかけることにはなりますが，一方的に送付する報告書のみにとどまらず，返信をいた

精神科デイケア定期報告書

利用者名：＿＿＿＿＿＿＿＿＿＿＿様

平素より大変お世話になっております。
×月のデイケア利用についてご報告を致します。

参加状況　参加期間＿×××年　××月　××日〜　××年　××月　××日
　　　　　出席回数＿×回
　　　　　（デイケア　×回，ショートケア　×回）

《職場復帰準備性評価》

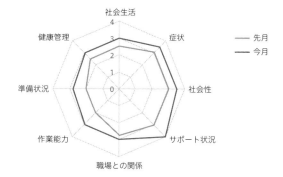

《スタッフより》

　復職準備性評価はグラフが拡大するほど復職の準備が整っているとみなす評価です。今月の評価平均は3.0でした。先月の評価平均の2.8より改善を認めます。睡眠が改善されたり，集中力の回復を自覚できたことが影響しているようです。

　現在，2ndステージに在籍されており，週3〜4回の利用をされています。プログラムでは他の方と交流を図る余裕がみられるようになっています。プログラム以外の時間で散歩をするなど活動時間も増えて，疲労を持ち越すことが少なくなってきているようです。

　今後は，集中力や体力の向上を目指しながら，復職や復職後の再休職予防のための対策について検討を進めていくことを目標として，サポートさせていただきたいと考えています。

大分大学医学部附属病院精神科デイケアセンター

担当者名：＿＿＿＿＿＿＿＿＿＿　印

図3-5　職場や主治医に対するリワークの報告書

だくことで，職場との連携や情報共有がしやすくなっていると感じています。

　しかし，参加者の中には休職中に職場と連絡を断っている場合もあります。休職中に連絡を断っている理由としては，病状が芳しくなかったり，回復していたとしても職場に連絡を取ることへの抵抗感が強かったりということがあります。一般的に，病状が悪化しているときには職場と連絡を取らずに，回復してから連絡を取るということが原則です。この点は，主治医の休職の診断書が効果を発揮すると考えられます。しかし，連絡が途絶える期間が長くなると，職場と本人の双方がストレスを抱えていることが多いようです。職場側のストレス要因としては，休職者の状況がわからないことに対する懸念や疑念，たとえば通院ができているのか，復職に向けて準備を進められているのか，現在どのような状況で，いつ頃に復職の目途がつきそうなのか，といった具合です。参加者本人側のストレス要因としては，職場への不安や恐怖や嫌悪，たとえば休職前の事が思い起こされて連絡を取ろうとすると気持ちが萎縮してしまう，辛かった職場環境を思い出したくないといった具合です。リワークスタッフが介入して客観的な評価を基に回復状況や復職に向けた取り組みを行っている様子を伝えることで，双方のストレス軽減にもなっていると思います。そのような場合には，復職準備性評価を含んだ報告書により，そのときの参加者の状況を職場が把握できます。休職中の本人の状況がわからずに連絡を取ってもよいのかわからないとのご意見をいただくこともあり，ご本人に職場の上司や産業保健スタッフの方が心配しているようだと伝えて職場への連絡を促したこともあります。客観的な視点を踏まえた復職準備性評価は，各々が双方向にやり取りするときの橋渡しの手段として利用できるでしょう。

　一方で，残念なことに報告書を送ってもリワークからの報告は不要と返信が返ってくることもあります。リワークに対する期待が薄い場合もあるでしょう。職場と本人との信頼関係が薄いことも影響しているかもしれません。そのような場合には，復職時期が近くなったときの職場面談で，直

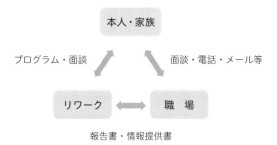

図 3 - 6　本人・職場・リワーク間の情報共有

近の報告書を持参していただいたりしています。本人からの情報に加え
て，報告書を見てもらうことで，本人の客観的な現状を理解してもらう助
けになると考えています。

　先ほども述べましたが，職場へ復職準備性評価を用いた報告を行うと
き，十分注意すべき点は，本人の同意を得たうえで行うということです。
リワークスタッフと共有している情報の中には職場には伝えていない内容
がある場合や，職場に伝えると本人の不利益が生じる可能性もあるからで
す。苦手な作業があったり，症状の波があったりする場合，リハビリテー
ションの途中経過であっても職場には知られたくないという方もいます。
しかし嘘を書くことはできないため，改善の見込みがあるといった表現
や，本人の強みや努力している点などを提示することで，良くない印象を
緩和するようにしています。

　ちなみに，大分大学医学部附属病院精神科のリワークでは銀行員や公務
員の参加が多い[8] ので，少し詳しくやり取りを説明します。銀行員の場合
には，当科の精神科医が嘱託産業医をしています。リワーク通所中の銀行
員の毎月の復職準備性評価シートは産業医面談のときに本人に持参しても
らい，嘱託産業医と保健師が復職準備性シートを見ながら銀行員と進捗状
況について話し合っています。そして，その日の面接者の記録をまとめて
リワークスタッフに返送してもらっています。復職準備性が上がってくる

と，人事の役員を含む復職審査委員会の予定を立て，元の職場に戻すのか，職場異動を検討してもらうのかをあらかじめ話し合い，円滑な復職を心がけています。

　公務員の場合には，原則として保健師や嘱託産業医が所属する人事課宛てに報告書を送付します。多くは，先方の希望で必要時のみ返事を送りたいとの要望を受けており，報告書に対する返書は基本的にありません。しかしながら，職場内では定期的に上司や保健師と面談をしたり，復職時期になってから面談を開始したりしていますので，報告書を参考にしながらも職場内で自己完結的に復職への流れができるパターンです。他方，上司宛に報告書を送付する場合もあります。これは上司との面談の際に，報告書を上司と本人が共有しながら話し合いますので，上司から面談時の様子や職場からの要望などを記載した返書を受け取ることが多く，報告書を介して職場とリワークスタッフが連携して復職を促すパターンもあります。

　なお，公務員の場合には特に就業規則に縛られてリワークが修了してもみなし出勤を行うところが多く，復職のときの効率の悪さを感じています。それがご本人の負担になることもあれば，異動などの復職の都合上，リワーク期間を短縮して長期のみなし出勤に臨むこともあります。ときには，1カ月限定でリワークをさせてほしいという依頼もあり，「形だけでもリワークへ」という考えが見え隠れして残念です。このように，リワークにおける実績を評価してもらえないことは本当に残念ですが，これには精神科医側の問題もあると考えています。精神科医による復職の診断書が提出されても実際にはうまく働けず，欠勤やさらには再休職する方も少なからず存在することが影響しているかもしれません。つまり，精神科医の復職診断書に対する信用が失われていて，職場が警戒しているのかもしれないのです。

　実際に，銀行員の場合にはすでに主治医の精神科医から復職可能の診断書が出されていても，当院からその銀行に行っている嘱託産業医がリワークの必要性を銀行員によく説明し同意を得たうえで，復職を保留して

リワークに参加してもらっています。その嘱託産業医に言わせると，「リワークができる前は，主治医の復職可能という診断書が出ると銀行の保健室へ午前中だけ通勤してもらって読書をしてもらっていたが，多くの銀行員が復職してもすぐに再休職に至っていた。特に休職期間が長い場合には，主治医の復職診断書を鵜呑みにせずに，リワークに行かせることが必要」とのことです。リワークの有効性や実績を蓄積して，会社からの信頼を獲得していけることを切に願っています。

その他の連携例を2例紹介します。

◆ **職場との連携例 ①**

リワーク利用中に発達障害の診断がつき，上司から復職に際してどのように対応したらよいかわからない，と連絡をもらうことがありました。毎月の報告書では，プログラムでの様子などを主に伝えていましたが，上司からの要望にこたえる形で，ご本人の得手，不得手について，またその対応についても定期報告書のスタッフ記載欄にコメントを記入するようにしました。具体的には「雑音が多いと集中しにくいようです。復職の際は可能であれば静かな環境で仕事ができるようにご配慮いただけるとよいと思います」といった具合です。記載内容は事前にご本人の了承を得たうえで職場に送付しました。上司の方からは，復職に向けて業務内容や環境を検討したいとの返信がありました。ご本人が復職するときには人事側の配慮があり，単独で行える業務が中心の，環境的にも比較的静かな部署への異動となりました。復職後，ご本人は上司のサポートを受けながら業務に専念できているようです。

上司に限らず職場全体として，発達障害と診断がおりた方の受け入れは未経験であり，どのように対応すればよいかわからず，不安になっていたようですが，リワークからの報告書への返信に加えて，主治医の診察にも同席するなど，親身になって本人に寄り添おうとする姿勢がありました。定期報告書を介して職場の要望にうまく応じることができたケースだと思

いF。

◆ 職場との連携例 ②

　リワークの利用開始当初，病状回復がまだ不十分で，リワークへの参加日数は少なく，上司のみならず産業保健スタッフとの連絡も取れていない方がいました。罹病期間が長く，休職して以降もなかなか体調が整わない様子でしたが，自宅が社宅だったため，在宅で療養するよりはリワークを利用した方がストレス軽減になるだろうということで，リワーク開始となっていました。リワーク利用開始月から定期報告書を上司へ送付したところ，「復職の可否や配属を判断するための客観的な情報や評価が欲しいと思っていましたので，報告書をいただけて大変助かります」と返信がありました。その後も「回復の度合いが見て取れる」，「職場に対する助言などもいただきたい」といった返信を定期的に受け取っており，報告書を通して復職に向けた上司や職場全体の準備にも役立ったように思います。復職に至ったときには，「リワークでの様子を踏まえて復職の計画を作ります」と返信がありました。

　定期報告書がスムーズな復職に向けての橋渡しの役割を担うことができた例だと思います。リワーク自体が職場との緩衝材の役割を担っていますが，この事例では報告書を用いて更なるソフト面のサポートにつなげることができたと考えています。

文　献

1. 有馬秀晃, 秋山剛：うつ病休職者の標準化リワークプログラム評価シートについて. 精神科治療学, 26 ; 173-180, 2011.
2. Fisker, J., Hjorthøj, C., Hellström, L. et al. : Predictors of work restoration for people on sick leave with common mental disorders: A systematic review and meta-analysis. Int. Arch. Occup. Environ. Health, 2022. (doi: 10.1007/s00420-021-01827-3)[Epub ahead of print].
3. 福楓, 水上勝義：リワークプログラム参加者の復職状況と就労継続に関連する要因の検討. リハビリテーション連携科学, 23 ; 16-24, 2022.

4. 堀井清香, 酒井佳永, 田川杏那ほか：復職準備性評価スケール（Psychiatric Rework Readiness Scale）によるリワークプログラム参加者の就労継続の予測妥当性　就労継続に影響する要因. 精神神経学雑誌, 121 ; 445-456, 2019.
5. Nieuwenhuijsen, K., Verbeek, J.H., Neumeyer-Gromen, A. et al. : Interventions to improve work restoration in depressed people. Cochrane Database Syst. Rev., 10 ; CD006237, 2020.（doi: 10.1002/14651858. CD006237.pub4）
6. Ohki, Y., Igarashi, Y. & Yamauchi, K. : Rework program in japan-overview and outcome of the program. Front. Psychiatry, 11 ; 616223, 2021.（doi: 10.3389/fpsyt. 2020.616223）
7. 酒井佳永, 秋山剛, 土屋政雄ほか：復職準備性評価シート（Psychiatric Rework Readiness Scale）の評価者間信頼性, 内的整合性, 予測妥当性の検討. 精神科治療学, 27 ; 655-667, 2012.
8. Yamashita, H., Sakai, A. & Terao, T. : Effects of a rework program in a university hospital and predictors of work restoration and maintenance in the participants. Front. Psychiatry, 13 ; 944472, 2022.

第**4**章　リワークと転職・退職

山下　瞳

　基本的にリワークは元の職場に戻る復職を目標としていますが，転職や退職を希望する方が参加者の中には少なからずいらっしゃいます。全員が転職・退職するわけではありませんが，私の肌感覚としてはおおよそ半数は転職や退職を一度は考えているように思います。初回の面談時から復職や退職の予定を話す方もいれば，利用途中から転職・退職の準備を始める方もいます。

　厚生労働省における調査からも若年層の離職率は高くなっており（図4‐1），それがリワーク内でも社会の動向として再現されているのだろうと思います。リワークにおいても比較的年齢の若い参加者で転職や退職を検討する人は多いようです。特に未婚の参加者の場合は転職へのハードルが低いように感じます。就職をしたものの，職場内の状況が想定と異なっていたり，適性が一致していなかったりすることが理由として挙げられます。また，就職活動がうまくいかず，希望しない職場に入職しており，休職を機に転職活動を開始するケースもあります。厚生労働省による雇用動態調査によれば，リワークに限らず，社会的な動向として転職をする方の割合は3割程度を占めており，リワークにおいても同様の現象が生じているのだろうと思います。このような転職や退職となった事例を紹介します。

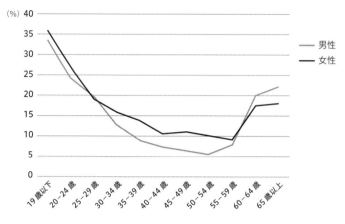

図 4 - 1　年齢階級別の離婚率
厚生労働省　令和 3 年雇用動向調査より

◆ A さんのケース

《経緯》

　高校卒業後，大手企業に正規社員として就職することができ，本人と家族ともに喜んでいましたが，いざ仕事が始まってみると作業能率が悪く，仕事もなかなか覚えられませんでした。その後，休日出勤するなどして限界まで努力しましたが，ある朝布団から出られなくなり休職に至りました。

《転帰》

　リワークでは職場への環境調整の働きかけや本人の遂行機能改善に焦点を当てていましたが，本人の職業適性も低いことが明らかになりました。また職場から環境調整は難しいとの回答もいただきました。本人には「仕事が合っていないかもしれない」と率直に伝えましたが，大手企業の正規雇用という好条件をすぐに捨てることは容易ではありません。A さんはぎりぎりまで復職することを前提に努力しつつ職場と交渉を重ねましたが，結局は退職に至りました。退職後，非正規雇用で別の企業に再就職となりました。

《考察》

　このケースでは本人は復職したい気持ちが強いけれども，職場が復職自体に難色を示したもので，とても残念でした。かかりつけの主治医が当院ではなく，外部の医療機関の医師であったため，主治医・職場・リワーク三者の情報共有が難しかったことも要因のひとつだったように思います。結果は退職という残念な転機となりましたが，次の職場が本人の適性に合ったものであれば，退職はむしろ良かったのかもしれません。しかしながら，そもそも本人の適性を考慮して最初から職業選択ができていれば，Ａさんは苦しまずに社会人生活を謳歌できていた可能性もあるのではないかと思います。進路指導，就職指導の難しさを実感したケースでした。

◆ Ｂさんのケース

《経緯》

　大学卒業後，地元企業に就職して数年間は目立った問題はなく勤務していました。職場の人間関係は良好だったのですが，ノルマの達成に関しては厳しく指導されることもあったようです。風邪をひいて仕事を休んだことをきっかけに仕事に行けなくなり，上司に退職したい旨を相談したところ，まずは休職を勧められて療養に入りました。

《転帰》

　初回の面談のときに転職したいと言われました。就職活動で失敗し，希望しない会社に就職したという経緯で，ノルマのプレッシャーがきつかったといいます。職場からの勧めということでリワークに参加しましたが，職場には内密に転職活動をしていました。転職希望のため，リワークに対する本人の動機づけが低く，1週間に参加するのはショートケアを数回のみという状況が続きました。そのような中，転職が決まったのでリワークは終わりにします，と唐突に電話が入りました。

《考察》

　もともと興味が薄かった仕事だったため休職を機に退職の意思が固まったようです。もしかしたら休職前から転職を念頭に働いていたのかもしれません。いったん転職を考え始めると，復職を念頭に置いているリワークに意義を見出せない方は多いようです。転職後も睡眠覚醒リズムや対人関係ストレス，仕事術などの影響はついて回るものであり，ご自身を見つめなおす機会としてリワークは価値があると考えます。しかしながら，Ｂさんのように足が遠のいてしまうと，スタッフとしては支援の仕様がありません。このようなケースに遭遇するとき，適性に応じた就職指導を入念に行うことができれば，休職という体験は避けられたかもしれないと思うことがあります。もしくは，リワークにおいて適性を共に模索していくという形で取り組めたらよかったかもしれません。

　従来の終身雇用制が崩れて，転職が一般的になってきている昨今，特に若年層では退職や転職を当たり前の選択肢のひとつとして持ち合わせているようです。若年層ではまだ収入が少ないために，転職による収入低下があったとしてもあまり問題にはならないのかもしれません。それよりも将来を見据えた人生設計を考えて，理想ややりがいを求めているように感じます。つまり，真剣に自分の適性や能力を考えずに就職してはじめて困難に遭遇して，ようやく自分に合った仕事を真剣に考え始めるということです（図4 - 2）。では，転職すればリワークは必要ないのでしょうか。そうは思いません。転職したとしても対人関係や業務遂行に関わる課題はついて回るはずです。また，ストレスの感じ方は自然には変わりませんし，ストレスがかかるような状況下で人は同じことを繰り返すことが往々にしてあるものです。転職後も勤務継続していくことを目標にすると，リワークで自身の傾向や特徴を把握しておくことは損にはならないと思っています。

　若年層の参加者がリワークを利用するとき，特に家族のいない方には転職の意向がどの程度あるのか，もしあるならその時期はいつぐらいなのか

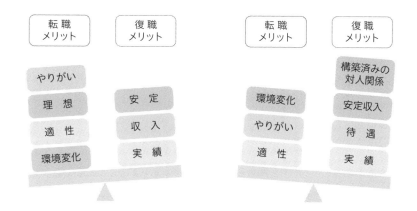

図 4 - 2　若年層の復職と転職への意識　　　**図 4 - 3**　中高年層の復職と転職への意識

を確認するようにしておくとよいかもしれません。そのうえでリワークの効果や必要性について合意が得られるとよいでしょう。

　これに対して，中高年層の参加者では状況が変わってきます。転職や退職を検討する場合があっても多くが行動化に至りません。理由は，養育する家族の存在，求人の年齢制限，転職した場合の収入の変化，それまで不満を抱えながらもその仕事を続けてきたという安心感などさまざまです（図 4 - 3）。中高年層の特徴としては，休職後にいったん復職してみて，それでも勤務継続に難ありと判断した場合に転職や退職を選択するという点です。求人の少なさ，転職による収入減少など，転職の厳しさや背負うものが大きいことを理解しているからこそ，復職することを選択の第一にされる方が多いようです。

◆ C さんのケース

《経緯》

　大学卒業後，同じ企業に 20 年以上勤務し続けてきました。昇級するにつれて業務が増大し，多忙を極めていましたが，断ることが苦手で仕事は

増える一方でした。残業や休日出勤で帳尻を合わせていました。ある日，大幅な修正を要するミスが見つかり，帰宅後もその内容が頭から離れずに次第に眠れなくなっていきました。その後，出勤時刻となっても動けず，それ以降ほとんど布団から出られない状態となり，休職となりました。

《転帰》

　リワークは順調にこなしましたが，復職の話題となるとしばしば言葉を濁しました。業務量が多すぎるため，仕事を辞めたい気持ちもありましたが，学生の子ども2人を扶養していること，家のローンが残っていることを考えると，転職は考えられませんでした。転職サイト等を通して求人を探しましたが，希望に見合った内容は見つかりませんでした。幸いなことに復職時には業務軽減などを考慮してもらえることとなり，復職しました。しかし，やはり仕事がきつくなり退職されました。現在は他の企業で契約社員として働いています。

《考察》

　仕事の適性に悩みながらも，生活を維持するために復職せざるを得ない環境でした。転職して収入が減少する可能性や，そもそも年齢を考えると，希望に見合った求人に出合えるかどうか疑問です。復職後の勤続が難しかったのは，リワークでのトレーニングや自己分析が十分でなかったことや，本人の職場への歩み寄りが不十分だったことも否めません。他方，退職や転職は必ずしも悪いことでなく，新しい職場が本人にこなせる仕事を与えてくれるのであれば，ひとつの選択肢と思います。最終的には，どのようにしたいかを自分に問いかけて答えを出すしかありません。リワークにできるのは，その過程をサポートすることだけです。

　このように復職を目標とするリワークにおいても，職業適性が合致しておらず，転職や退職に至る場合が往々にみられます。本人の希望する職種

がそもそも本人の適性と合致していないこともあれば，周囲が本人の適性にそぐわない職種を勧めていることもあります。特にエッセンシャルワーカーや教育系の職種では，社会的地位が確立されているからこそ，本人が希望したり周囲が勧めたりすることは多いでしょう。そのようなとき，一度立ち止まり，自分の適性や特性に合致するか，長期的に就労することが妥当か，という視点でも考えてほしいと思います。もちろん，最初から長期的に就労するつもりでなければ話は別です。

　また，リワークでは自己分析という名目で辛い経験を振り返り，今後の糧にしていくという過程を踏むことが多いですが，これは必ずしも疾病からの回復や再休職予防だけが目標ではありません。多少なりとも本人に過去と直面化してもらうことで，過去からつながる現在を受け入れて，ご自身の意思や希望を確認したうえで，その後の進路をどう選択してキャリア形成をしていくのか，プランニングしていくということが大事な目標です。

第 **5** 章　無職者に対するリワークの効果

山下　瞳

　うつ病リワーク協会によると，リワークの要素として4つの項目が挙げられており，そのひとつに対象を限定する，というものがあります。すなわち，気分障害圏による休職者を対象とすることが望まれているのです。そのような考え方に反するようですが，大分大学医学部附属病院では無職の方も，少数ながら受け入れています。そこで，無職者に対するリワーク内での就労支援について紹介します。

　大学病院という特性から，クリニックや地域の病院で対応が難しいケースを受け入れたいという思いと，当院精神科の医師から無職者のリワークでの対応を依頼されたこともあり，無職者もリワークの参加者として受け入れるようになりました。その結果，当院での就職率は休職者の復職率に比較して低く，休職者は84.8％に対して，無職者は21.7％でした。また，就労に対する意欲や切迫感の低さ，休職者との対立もしくは隔たりといったものもよく耳にします。実際に当院でも，リワーク後に復職に至らなかった方の中に占める無職者の割合は大きくなっています（図5 - 1）。

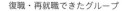

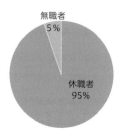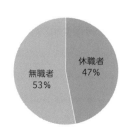

図 5 - 1 当院の休職者と無職者の割合

　一方で，当院では休職者の中に混じることで，就労意欲を維持もしくは高めることができたというケースもありました。

　外来作業療法で気の合う仲間に出会い，変化には乏しいが安穏とした日々を送り，就労に対する興味や意欲は低い方がいました。ある日，主治医からリワーク参加の提案があり，「一度試してみて難しければまた戻ればいいよ」と言われ，体験参加をすることになりました。意外にも他の参加者から温かく声をかけられたことが嬉しく，本格的に利用をスタートしました。しばらくは，外来作業療法のときのようにリワークのコミュニティを楽しみましたが，周りが復職していくことに刺激を受けて働きたいと思うようになりました。当初はコミュニティを楽しむのみで，リワークの利用目的が揺らぐ期間があり，スタッフはやきもきしました。そこをスタッフはぐっとこらえて，本人に就労に向けた情報提供をしながら，将来の可能性に向けて根気よく向き合いました。その結果，就労継続支援 B 型を利用して働き始め，現在は A 型への移行を目指しています。

　当院では無職者の特徴として利用期間が長期化しやすい傾向があります。リワークを利用する無職者はもちろん就労を目標としていますが，往々にしてストレス耐性が低い方が多いようです。また，不登校などのた

めに社会経験が同年代と比べると少ない場合もあります。とある会話を紹介します。

　参 加 者：スタッフさん，今日はお腹が痛いんですか？
　スタッフ：朝から少しキリキリしているんです。
　参 加 者：それで仕事に来ているんですか！？　自分ならすぐに休みます！
　スタッフ：仕事に支障がなく，許容範囲なら出勤しますよ。有給休暇も限りがあるし。
　参 加 者：そういうものなんですか？　働くって大変ですね。

　この方は就労経験がなく，学生時代も孤立傾向にあった方でした。この会話をしたとき，働くことに対する責任感の違いに驚愕した覚えがあります。このような方にも支援を行っていくわけですが，長期化していたとしてもスタッフ側が焦らないことが重要です。休職者が次々と復職して仕事に戻っていく中で，思うように状況が変わっていかない自分に対してご本人が焦り，落胆し，諦めの境地に至ってしまうこともあるからです。無職という時点で劣等感を抱いていることもあり，それを助長してしまいかねません。ただし，あまりにも長期化してしまう場合には利用期限を設けることで重い腰があがり，次のステップへ移行することができるケースもありますので，あらかじめリミットを設定しておくこともひとつの方法でしょう。

　無職者への支援では，まずは本人の特性や能力，要望を丁寧に整理し，足りない要素や課題について本人と共有したうえで，長期的にスタッフが伴走することがよいと思います。就労経験のある方ならば，働くというイメージが少なからずありますが，就労経験がない場合や，離職してから長期間が経過している場合は，働くうえでの社会人基礎力や働く意義，やりがいについて確認していくことも必要でしょう。心理的問題や，家族環境も視野に入れた心理・社会的アプローチが重要との報告[1]もなされており，

多角的な支援が求められています。スモールステップで目標を立てていくこともひとつの方法ですが，周囲が次々と復職していく中で焦燥感を募らせてしまうこともあります。あまり目標を刻みすぎて，停滞しているような感覚にならないように注意が必要です。

> **無職者の支援ポイント**
> ✓ 利用期限の設定
> ✓ 特性，適性の評価
> ✓ 社会人基礎力の習得
> ✓ 働く意義，やりがいの獲得
> ✓ 多機関との連携

　まず，本人の特性や能力の把握についてですが，心理検査等で評価してもよいし，ハローワーク等で実施している適性検査を勧めてもよいと思います。適性検査を受けていれば，その後の職業選択のときに参考にすることもできます。また，知能検査と発達傾向の検査も重要と思います。理想と現実が乖離しているような場合にも，検査によって適性が提示されることにより，より就労継続の可能性が高まる職業選択，進路選択がしやすいと考えます。最初にハローワークとつながりを持っておくということは，その後の就職活動での相談もスムーズになるという利点があります。

　本人の評価をしたうえで就労準備をしていくわけですが，無職から一般雇用につながることは少なく，就労継続支援や障害者雇用で就労開始となることが多いようです。休職者が復職前に慣らし勤務をするのと同様，無職者にとっての慣らし勤務が就労継続支援や障害者雇用にあたるでしょう。しかし，一般雇用が大半のリワーク参加者の中で就労継続支援や障害者雇用を目指すことに抵抗を示される場合も少なくありません。そのような場合には，慣らし勤務としての利用ということで，その先に一般雇用の道も選択肢としてあること，一般雇用を目指して挫折を重ねる不利益を説

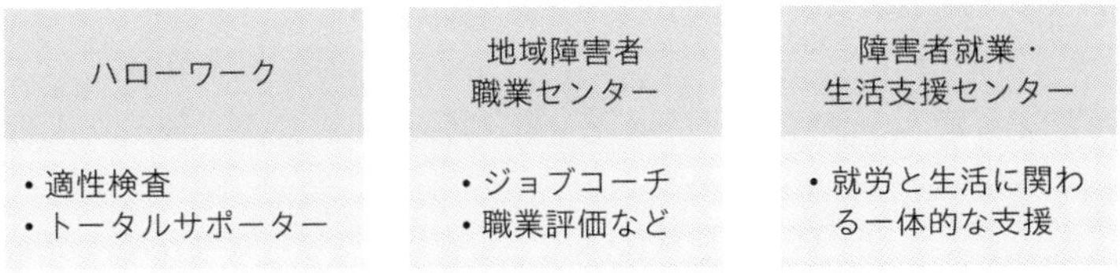

ハローワーク	地域障害者 職業センター	障害者就業・ 生活支援センター
・適性検査 ・トータルサポーター	・ジョブコーチ ・職業評価など	・就労と生活に関わ る一体的な支援

図5‑2　就労を考える時に連携できる機関

明するとよいでしょう。ご本人がその選択に納得できるまでには時間を要するかもしれませんが，納得に至らないときはそれなりの理由があります。その理由について本人と確認していくとよいかもしれません。理由は劣等感かもしれませんし，親や世間の目かもしれませんし，はたまた過去の経歴からくる自信かもしれません。背景にある気持ちを確認し，寄り添ってみてください。

　準備が整い，就職活動を開始していく時期になると，なかなか一人で行動を起こせない場合もあります。帯同できるスタッフがいれば問題ありませんが，人数や勤務の関係で難しいこともあります。そのようなとき，図5‑2に示したような，障害者就業・生活支援センターと連携を図ることも役立ちます。障害者就業・生活支援センターはさまざまな機関との連携，橋渡し役を担う機関です。生活面でのサポートが欲しい場合にも依頼することができるため，独居の方にもお勧めです。また，就職活動を開始していく中で地域障害者職業センターを利用することも選択肢のひとつです。職場定着のためにジョブコーチと連携することもできます。ハローワークでの精神障害者／発達障害者トータルサポーターとの連携もよいかもしれません。

　ひとえに無職といっても，復職に失敗して退職に至り，無職になった方もいれば，病状等の影響で就労そのものの経験がない方などさまざまです。休職者と比べるとリワークの利用期間が長期化したり，就労先以外の他の機関と連携を図る必要が多かったりと，スタッフの労力を多く要する

表 5 - 1　平均勤続年数の推移

	身体障害者	知的障害者	精神障害者	発達障害者
平成 10 年	12 年 0 カ月	6 年 10 カ月	－	－
平成 15 年	10 年 0 カ月	9 年 3 カ月	3 年 9 カ月	－
平成 20 年	9 年 2 カ月	9 年 2 カ月	6 年 4 カ月	－
平成 25 年	10 年 0 カ月	7 年 9 カ月	4 年 3 カ月	－
平成 30 年	10 年 2 カ月	7 年 5 カ月	3 年 2 カ月	3 年 4 カ月

厚生労働省　障害者雇用実態調査

かもしれません。言い換えると，労力をかければ就労につなげられる可能性が高まるということです。注意すべき点は，休職者に再休職予防が必要なことと同様に，無職者にとっても就労開始後の休職予防は課題です。厚生労働省の調査によると，精神障害者は身体障害者や知的障害者より勤続年数の短さが際立っています（表5‐1）。障害者雇用に限っての調査結果ですが，一般雇用においても近しい状況にあると思います。

　当院でも休職者に比べ，無職者は勤続日数が少なくなっていました。図5‐3は復職もしくは就職した後，どのくらい勤続できたかを解析した結果です[4]。

　無職者に関しては就職率，勤続日数いずれにおいても休職者よりは悪い結果となっていますが，リワークにおける効果がないわけではありません。これは言い訳になりますが，この調査をしているときはコロナ禍の期間でもあり，フォローアップが思うようにできなかったことも無職者にとっては悪影響となっていたのではないかと考えています。

　リワークにおける無職者への就労支援は否定的に捉えられることもありますが，ポイントを押さえながら，休職者より手厚い支援，長期的支援を加えることで，リワークをうまく活用して就職につなげることができると考えます。

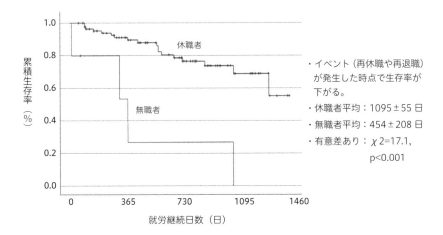

図 5 - 3　就労継続期間の比較

文　献

1. 畑田惣一郎, 前田直樹, 吉牟田直孝：精神障害者の就労と生活に関する実態 労働世代の気分障害と神経症性障害を中心とした後方視的調査. 最新社会福 祉学研究, 14 ; 45-53, 2019.
2. 五十嵐良雄, 大木洋子, 飯島優子ほか：抑うつ状態の外来リハビリテーション ―リワークプログラムの役割―. 精神科, 20 ; 582-592, 2012.
3. 厚生労働省：障害者雇用実態調査.（http://www.mhlw.go.jp/toukei/list/111-1.html）
4. Yamashita, H., Sakai, A. & Terao, T. : Effects of a rework program in a university hospital and predictors of work restoration and maintenance in the participants. Front. Psychiatry, 13 ; 944472, 2022.（doi: 10.3389/fpsyt.2022. 944472）

第**6**章　主治医の診断や治療を疑うとき

寺尾　岳

　リワークの患者が他の精神科病院やクリニックで治療を受けている場合には，リワークのスタッフはリワークへの紹介状の診断をとりあえずあてにするしかありません。ところが，うつ病という診断がなされていても，適応障害ではないかという疑いが出てきたり，あるいは双極性障害ではないかという疑いが出てきたりすることもあるでしょう。その疑念を正すには，まず，リワークのスタッフが適応障害，うつ病，双極性障害の違いを正しく理解することが必要です。

　適応障害ですが，これは同定できるストレス要因から3カ月以内に症状が出て，それが機能を障害するほど強いものの，うつ病など他の精神障害の診断基準を満たさない場合に，適応障害と診断されます。つまり，うつ病の診断基準を満たすときには適応障害ではありません。昔から精神障害の診断手順は，外因性精神障害→内因性精神障害→心因性精神障害の順に行うこととなっており，うつ病は内因性精神障害，適応障害は心因性精神障害に属することからも首肯できます。

　ちなみに，ストレス要因は適応障害には必ず認められますが，うつ病には，認められることも認められないこともあります。つまり，ストレス要因がなくては適応障害になりませんが，ストレス要因がなくともうつ病にはなります。図6-1は，適応障害とうつ病の違いを示したものですが，

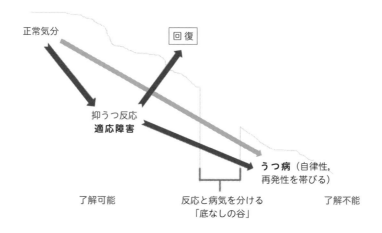

図6-1 適応障害とうつ病の違い

　適応障害はストレスによる了解可能な抑うつ反応で，うつ病は自律性や再発性を帯びた了解不能の内因性精神障害ということになります。それまで正常気分であった人がストレス要因なしにうつ病を発症することもありますし，ストレス要因により抑うつ反応を起こしてさらに悪化してうつ病を発症することもあります。うつ病へ行く前にストレス要因が除去されて回復すれば，それは適応障害ということになります。休職や入院を契機にストレス要因が除去されるとまもなく回復する患者が，まさにこれです。うつ病は自律性を有しますのでストレス要因を除去してもさらに病状が悪化します。休職や入院を契機にストレス要因が除去されてもさらに悪化する患者がいますが，まさにそれです。もうひとつ，うつ病は再発性を有します。初回エピソードではたいていストレス要因がはっきりしていますので，患者なりに「こんなつらいことがあったので落ち込んだ」という自分なりの物語を持って外来を受診しますが，2回目以降は何のストレス要因も思い当たらないのに再発することがあり，不思議な顔をして患者は外来にやって来ます。ただし，この再発性というのは曲者で，3回以上再発

を繰り返すうつ病はその再発性から双極性障害に近いと考えられています（後述）。

　さて，The Diagnostic and Statistical Manual of Mental Disorders, 5th edition（DSM-5）や The International Classification of Diseases, 11th revision（ICD-11）をきちんと使えば目の前の患者を100％正確に診断できると考えるのは誤りです。うつ病の診断がその診断時点と過去に基づくために，将来，軽躁エピソードを生じて双極Ⅱ型障害に診断変更される可能性や，躁病エピソードを生じて双極Ⅰ型障害に診断変更される可能性を含んでおり，これらは潜在性双極性うつ病（latent bipolar depression）と考えられます[8]。また，双極Ⅱ型障害の診断について，過去や現在の正常気分の上限を軽躁エピソードと取り違え，本当はうつ病である可能性や，将来，躁病エピソードを生じて双極Ⅰ型障害に診断変更される可能性を含んでいます[7]。もっとも頑健な診断は双極Ⅰ型障害ですが，統合失調症との鑑別が困難なことがあります[4]。このような限界をわきまえるならば，けっして紹介状の診断を鵜呑みにできませんし，現時点で自分がつけた診断も「本当かな？」という，のりしろを持つことです。

　もちろん，治療を行うには診断をつけることが必要ですが，そもそも精神障害の原因がわかっていない以上，DSM-5にせよICD-11にせよ，症候学的に操作的に診断せざるを得ない状況です。したがって，ある時期に下された診断名を絶対的なものとして扱うのではなく，患者の状態を観察してどうもしっくりこないときや何らかの新しい変化が生じたときには，自分の得た情報をもとに，診断を再考することがより良い治療につながります。

　Ａさんは某クリニックでうつ病の診断を受けて休職し，抗うつ薬を投与されていました。精神状態はある程度良くなって大学病院のリワークへ通うようになったのですが，気分的に安定しませんでした。リワークのスタッフから，セカンドオピニオンということで，著者が紹介され

ました。これまでの経過を聞いていくと，軽躁エピソードを繰り返して
きたことがわかりました。診断はうつ病よりも双極Ⅱ型障害の方が適切
だろうという説明をしました。Aさんからの希望でそのまま治療もお
願いしますということになり，著者は抗うつ薬の代わりにリチウムを投
与しました。Aさんはリチウムを飲み始めて，ピントが合ったように
気分が安定して，リワークでの活動も軌道に乗り，まもなく修了して復
職できました。

実際に，このような患者さんは少なくありません。もしも主治医の診断
や治療が間違っていたら，それは患者さんにとって不幸なことです。しば
しば遭遇するパターンを以下に挙げて説明します。リワークのスタッフや
リワーク担当の精神科医がこれらを参考にして現状に疑問を抱いたときに
は，患者とよく相談して，主治医に診断や治療の再考を求めるか，セカン
ドオピニオンということで別の精神科医に紹介して診断や治療を吟味して
もらうように求めるか，検討するのが良いと思います。

1. 双極スペクトラム（うつ病の診断は間違っていないが双極性障害に近いもの）

診断的にはうつ病で，過去から現在に至るまで，躁病エピソードはもち
ろん軽躁病エピソードも生じたことがないと思われるのですが，どうも抗
うつ薬が効いていない。むしろ，抗うつ薬が気分を不安定にさせているよ
うな場合です。このような場合には，うつ病と双極性障害の中間領域の可
能性があり，これを双極スペクトラムと呼びます。DSM-5など国際的な
診断基準には掲載されていませんが，双極性障害の専門家の中では臨床的
な有用性を評価する意見も多いのです[5]。双極スペクトラムの捉え方は専
門家によっていささか異なりますので，以下に3者の意見を挙げてみます。

◆ **アキスカルの双極スペクトラム**

著者が特に重要と考えるものだけを，以下に列挙します。

双極1/4障害：短期の抑うつエピソードを頻回に繰り返すもので，たとえば，2週間未満の抑うつエピソードを繰り返す短期反復型うつ病が該当します。これは，その持続期間から DSM-5 ではうつ病にも該当しませんが，その一部は思春期に精神病像を伴ううつ病としてリチウムに反応することが報告されています[1]。著者の経験では，成人の患者でも2週間未満の抑うつエピソードを頻回に繰り返す場合があり，抗うつ薬よりもリチウムやバルプロ酸が奏効します。

双極 II 1/2 型障害：循環気質の人が抑うつエピソードを呈した場合に，DSM-5 ではうつ病とされるところを循環気質との絡みで広く双極性障害に含めます。著者の経験では，このような患者も抗うつ薬が効かない，もしくは焦燥感や攻撃性，不眠が生じるなど賦活症候群を生じることがあり，リチウムやバルプロ酸など気分安定薬が奏効します。

双極 IV 型障害：発揚気質の人が抑うつエピソードを呈した場合に，DSM-5 ではうつ病とされるところを発揚気質との絡みで広く双極性障害に含めます。著者の経験では，このような患者は抑うつを呈しているにもかかわらず，声が大きくしっかりしているのです。しかし，抑うつ気分や不安感，不眠や食欲低下など通常の抑うつ症状を訴えます。やはり抗うつ薬は奏効しないか賦活症候群を生じ，リチウムやバルプロ酸など気分安定薬が奏効します。

◆ **ガミーの双極スペクトラム**

以下の A および B を満たしたうえで，C と D のいくつかを満たします。

A. 少なくとも1回以上の抑うつエピソードがあること
B. 自発性の軽躁ないし躁病エピソードがないこと

C. 以下のうちの1つおよびDのうち少なくとも2つ，あるいは以下の
2つとDの1つを満たすこと

Ⅰ度親族に双極性障害の家族歴，抗うつ薬誘発性の躁病ないし軽
躁病

D. Cの基準を満たさない場合は以下の9項目のうち6つを満たすこと

発揚気質，再発性の抑うつエピソード（3回以上），短期抑うつエ
ピソード（平均3カ月以下），非定型抑うつ症状（非定型うつ病
の症状，後述），精神病性の抑うつエピソード，抑うつエピソー
ドの早期発症（25歳以下），産後うつ病，抗うつ薬の効果の消退
（予防投与でなく急性期に），3種類以上の抗うつ薬による治療へ
の無反応

　著者の考えでは，ガミーの双極スペクトラムはかなり厳しく狭く双極ス
ペクトラムを把握しようとしており，双極スペクトラムの典型的な中核群
を表現していると考えた方が良いと思います。先ほどのアキスカルの双極
スペクトラムの方が辺縁群も視野に入れており，実臨床には役立つと思い
ます。

◆ ストールの双極スペクトラム

　現在の症状，過去の症状，それから抗うつ薬に対する反応性に注目し
て，双極スペクトラムの根拠（bipolarity，躁的因子）を探そうとするも
のです。

　<u>現在の症状</u>：過眠，過食，不安症状の合併，精神運動制止，気分変動
性，精神病症状，自殺念慮などが，躁的因子となります。

　著者が考えるに，過眠や過食は非定型うつ病（非定型の特徴を伴ううつ
病）の症状でもあり，非定型うつ病は双極Ⅱ型障害と類似しているという
意見もありますので，ストールの頭の中にはこの非定型うつ病があったの

かもしれません。ちなみに，非定型うつ病には，気分の反応性（良いことがあると気分も良くなる），体重増加または食欲増加，過眠，身体に鉛が入っているかのように重い，長期間にわたり対人関係上の拒絶に敏感，などの症状があります。

　<u>過去の症状</u>：発症年齢が若いこと，うつ病の再発が多いこと，うつ病の罹病期間が長いこと，症状の急速な悪化と急速な改善，繰り返し離婚や転職をするなどが，躁的因子となります。

　ちなみに，発症年齢が若いことは，先述した潜在性双極性うつ病[8]の可能性が高くなります。児童・思春期発症から 20 代に発症したうつ病では特にこの可能性を考えて慎重に抗うつ薬を投与する必要があります。しばしば，抗うつ薬投与中に躁転や賦活症候群を生じて，抗うつ薬が中止となり，リチウムやバルプロ酸などの気分安定薬が奏効することがあります。

　<u>抗うつ薬への反応性</u>：何種類もの抗うつ薬に反応しないこと，逆に抗うつ薬に急速に反応すること，抗うつ薬によって不眠，焦燥感，不安感など賦活症候群が生じることが，躁的因子となります。

　著者の経験では，何種類もの抗うつ薬やリチウムによる増強療法にまったく反応しなかったうつ病の患者が，突然躁病エピソードを呈して入院し，双極 I 型障害へ診断が変更されるということがありました。このことは，双極スペクトラムの患者が必ずしも抗うつ薬で上がりやすい（つまり，躁転したり賦活症候群を生じたりする）わけではなく，抗うつ薬に対する反応がまったくない，もしくはきわめて小さい患者も存在することを示唆しています。

　以上，アキスカル，ガミー，ストールの 3 つの意見を著者の意見も交えながら列挙しましたが，どれが正しいというわけではなく，目の前の患者がひょっとしたらどれかに当てはまるのではないかと広く考え双極スペクトラムを見落とさないようにするのがコツです。

2. 発揚気質や循環気質の検査

　双極スペクトラムの成り立ちに発揚気質や循環気質は大きな役割を果たしています。それは，これらの気質が双極性障害の病前気質だからです。先述したアキスカルの双極スペクトラムでは循環気質と発揚気質，ガミーの双極スペクトラムでも発揚気質が取り上げられています。これらの気質をざっくり説明すると，発揚気質の人は精力的で何があってもへこたれませんし，循環気質の人は気分がころころ変わる気分屋さんです。詳しくは，Temperament Evaluation of Memphis, Pisa, Paris and San Diego-auto-questionnaire version（TEMPS-A）を用いて調べます。これは自記式の質問紙で，抑うつ気質，循環気質，発揚気質，不安気質，焦燥気質の5つの気質を調べることができます[2, 3]。110項目から成り，「あなたの人生の大部分において，当てはまる項目すべてについて，「はい」を○で囲んで下さい。あなたの人生の大部分において，当てはまらない項目すべてについて，「いいえ」を○で囲んで下さい」と，持って生まれた気質を問う形になっています。TEMPS-A日本語版は，リワークの草分けのひとりであるNTT東日本関東病院の秋山剛先生によって「基本性格テスト判定表」という形で作成されており，循環気質は21個の質問で4個以上当てはまれば該当，発揚気質は21個の質問で6個以上当てはまれば該当となります。日本うつ病リワーク協会のホームページからもダウンロードできますが，著者は特に循環気質と発揚気質を重要視していますので以下に示します。

　次ページに，循環気質の質問項目を示します。

　その次のページに，発揚気質の質問項目を示します。

　TEMPS-Aを患者に回答してもらい，循環気質か発揚気質を有することが判明すれば，うつ病という診断を双極スペクトラムという診断に置き換えて，抗うつ薬から気分安定薬へ処方を変更することで，気分がより安

循環気質の質問項目

□ しばしば理由なく疲れたと感じる。

□ 気分や活力が突然変わったりする。

□ 私の気分や活力は，高いか低いかで，中間にあることはめったにない。

□ 私の思考力は，はっきりとした理由がなくても，鋭敏な状態から鈍い状態まで大きく変化する。

□ たくさんの人を本当に好きになれるが，すぐ後に，完全に興味をなくす。

□ しばしば人にカッとなるが，あとでそのことに罪責感を感じる。

□ 物事をちょくちょく始めては，すぐにそれを仕上げる前に興味をなくす。

□ 私の気分は，理由なく，よく変化する。

□ 活発な時と不活発な時とが絶えず入れ替わる。

□ 時々，沈んだ気持ちで眠りに入るが，朝は爽快な気持ちで目覚めることがある。

□ とてもよい気持ちで眠りに入り，朝になると人生は生きるに値しないという気持ちで目覚めることがある。

□ しばしばものごとに悲観的になり，これまでの幸せな時を忘れる，と言われる。

□ 自信満々という感じと，自信がないという感じを，行ったり来たりする。

□ 他人に外向的な時と，他人から身をひく時とを，行ったり来たりする。

□ 喜怒哀楽が激しい。

□ 睡眠に必要な時間は，ほんの2，3時間から9時間を越えるまで大きく変化する。

□ 私には，ものごとが生き生きと見えるのは時おりで，それ以外の時は生気がなく見える。

□ 私は，同時に悲しくも楽しくもなり得るタイプの人間である。

□ 他の人が達成不可能だと考えるようなことについて，空想にふける。

□ しばしば，常軌を逸したことをしたいという強い衝動を感じる。

□ 恋愛に関して，熱しやすくさめやすいタイプの人間である。

発揚気質の質問項目

☐ いつもは明るく陽気な気分にある。

☐ 人生は宴（うたげ）で，私はそれを目一杯楽しむ。

☐ 私は，ジョークを言うのが好きで，人々は私にユーモアがあると言う。

☐ 何ごとも結局はうまく行くと信じているタイプの人間である。

☐ 自分に大きな自信を持っている。

☐ しばしば，たくさんの素晴らしいアイディアを思いつく。

☐ いつでも忙しくしている。

☐ 私は，疲れることもなく，多くのことを達成できる。

☐ 私にはスピーチの才能があり，他人を納得させやる気にさせる。

☐ リスクがあっても，新しい計画に取り組むのが好きだ。

☐ いったん何かを達成しようと決めたら，どんなことも私を止められない。

☐ ほとんど知らない人と一緒でも，全く心安らかでいられる。

☐ 大勢の人といることを好む。

☐ しばしば他人の領分に首を突っ込むと，人に言われる。

☐ 私は気前がよいことで知られ，他の人のためにたくさんのお金を使う。

☐ 私は，多くの分野で，能力や専門的知識を持っている。

☐ 私には，自分の好きなようにする権利や特権があると感じる。

☐ 人に指図するのが好きなタイプの人間である。

☐ 誰かと意見が合わないと，白熱した議論ができる。

☐ 性欲は，いつでも高い。

☐ 普通，6時間未満の睡眠でやっていくことができる。

定することもあり得るということです。

3. 過去の軽躁エピソードが見落とされてうつ病と診断されている誤診

　軽躁エピソードは患者にとってはちょうど良い状態で，家族から見るとやや上がっている状態とみなされることが多く，両者の判断にしばしば齟齬が生じます。いずれにしても，躁病エピソードと異なり，大きな支障をきたすことはありませんので，本人にも周囲にもわかりにくいのです。しかしこの軽躁エピソードを見落とすと，双極Ⅱ型障害がうつ病と誤診されてしまう危険性が生じるため，軽躁エピソードを患者や周囲の人たちに思い出してもらうことは重要なことです。

　そのため，私は次のような具体的な話，すなわちサラリーマンのお父さんを例に正常気分，軽躁エピソード，躁病エピソードの説明を患者や家族にしています[6]。少し改変して以下に述べますが，まずは正常気分のお父さんです。

　ある会社員のお父さんを想像してください。40代としましょう。この人は普段は無口ですが，与えられた仕事はきちんとこなし，周囲から信頼されています。家庭では，奥さんと娘さんの3人家族です。ある日，会社から戻ってきて，玄関の履物が乱れていましたが，文句も言わずに自分でさっさと整えました。2階の自分の部屋に行って，着替えて1階に降りてきました。食卓では，奥さんと娘さんがペチャクチャ話しながらすでに夕食を食べ始めています。お父さんは遅れる形で食卓についてご飯を食べ始めましたが，ニコニコしながら，奥さんと娘さんの話を聞きつつ，自分はほとんどしゃべりません。食事を食べ終わると，風呂に入った後，2階の部屋にこもりました。決まった時刻に寝るまでは，読書や音楽を聴いて静かに過ごします。翌日は普段通り会社に行きますが，職場でも黙々と仕事

をします。会議のときも自ら発言することはなく，といって居眠りするわけでもなく，しっかり他者の発言を聞いています。職場では信頼できる人として一目置かれています。

次に，この人が軽躁エピソードを呈したときを示します。

　ある日，会社から戻ってきて，玄関の履物が乱れていましたので，「これじゃあ，いかんなあ」と小言を言いながら自分で整えました。2階の自分の部屋に行って，着替えて1階に降りてきました。そこでは，すでに奥さんと娘さんがペチャクチャ話しながら夕食を食べています。お父さんも遅れる形でご飯を食べ始めましたが，奥さんと娘さんの話を聞きつつ，自分も話に割り込もうとします。面白くもないダジャレも交えながら，しきりに会話の主導権を握ろうとします。奥さんと娘さんは顔を見合わせて，〈いつものお父さんと違うよね〉と目配せをします。ご飯を食べ終わっても席を立とうとせず，しゃべり続けるので，奥さんは付き合いきれずにお風呂に行ってしまいました。娘さんも自分だけ残されてはかなわないと自分の部屋に行きました。一人だけ残されたお父さんも，ようやく2階の部屋に行きました。しばらくして風呂に入ろうと1階に降りてきましたが，そこでも奥さんにしきりに話しかけます。翌日は普段通り会社に行きますが，職場でも同僚や上司に自分から話しかけ，面白くもないだじゃれを飛ばします。同僚や上司は〈今日の〇〇さんはご機嫌だね〉と話します。仕事自体はきちんとこなしますし，自分に自信が持てて会議でも珍しく積極的に意見を言いますので，周囲も驚きます。本人にとっては居心地の良い状態です。職場も良い意味で活気づきます。

最後に，この人が躁病エピソードを呈したらどうなるかを示します。

　ある日，会社から戻ってきて，玄関の履物が乱れているのを見て怒り

出しました。「お母さん，ちょっと来なさい！」と声を荒げて奥さんを呼びつけて叱りつけ，履物を整えるように命じました。2 階の自分の部屋に行って，着替えて 1 階に降りてきました。そこでは，すでに奥さんと娘さんがペチャクチャ話しながら夕食を食べ始めています。ここでも，なぜ自分を待たずに食べ始めたのかと奥さんと娘さんを叱りつけます。これまではこんなことにまったく無頓着だったのに，奥さんも娘さんも不思議に思います。お父さんはご飯を食べ始めましたが，奥さんと娘さんの話を聞きつつ，自分も話に割り込もうとします。面白くもないダジャレも交えながら，しきりに会話の主導権を握ろうとします。しかし，自分のダジャレが受けないことに腹を立て始め，ついにテーブルをドンと叩いて「話をきちんと聞きなさい」と怒りだしました。娘さんは恐怖におびえた表情となり自分の部屋へ逃げていきます。それを見た奥さんは，「あなた，いい加減にしてください」と諫めようとします。しかし反省するどころか，「こんな面白くもないところは出て行くぞ！」と日ごろ行ったこともない夜の街に消えていきます。なぜか自分に自信がついて，飲み屋街を闊歩します。たまたま目に留まったスナックに飛び込むと，スナックのママさんは商売人だけに「よくいらっしゃいました」と満面の笑みで出迎えます。お父さんは急に上機嫌になり，見ず知らずの人たちに奢ってやったり，高いお酒をキープしたりします。夜遅く，スナックのママさんから自宅に電話がかかってきて，「お宅のご主人がたくさん飲んでくれたのは良いけれど，支払いの段になってお金が足りません」と言います。あわてて奥さんはタクシーでお金を支払いに行きました。帰りのタクシーの中で「あなた，今日はおかしいわよ」とお父さんを諫めようとするのですが，「うるさい」とお父さんは不機嫌になり，取りつく島もありません。お母さんは途方に暮れてしまいます。翌日，お父さんは午前 2 時くらいから起きて，部屋でガタガタ何かをやっています。そして，まだ早い時間に会社に向かいました。清掃の人たちにも「ご苦労様」と一人一人声掛けしていきます。職場では周囲の人たちが皆，馬鹿に見え，今まで取り組んできたプロジェクトが急

につまらないものに見えてきました。そこで，上司に対して「こんなつま
らないプロジェクトは中止しましょう。自分に素晴らしい考えがあります」
と滔々と得意げに話し始めます。しかし，それこそがつまらない考えで，
途中で同僚が制しようとしますが，言うことを聞かず，しまいには「邪魔
するな」と怒り始めました。困った上司は自宅に電話をして，奥さんに事
の次第を説明します。奥さんは昨夜のこともあり疲れ果てていますが，仕
方なしに会社に向かいます。奥さんは上司や同僚と話し合い，本人を精神
科病院へ連れていくことを決心します。

　診察場面では，このような具体的な例を挙げたうえで，患者や家族に
は，「軽躁エピソードは普段の状態とは異なりますが，躁病エピソードほ
ど家庭生活や仕事に支障を来すことはなく，うっかりすると見落とすこと
が多いのです。こういうことがありませんでしたか？」と問いかける
と，まずは家族が「そう言えば，似たようなことがありましたね。いつも
と違って，誰彼となく話しかけたり，気前がよくなって人に物をあげた
り……」と思い出してくれることがあります。それを横から聞いていた患
者が，「そういえば，あのときは気分が良くて，少し上がっていたかもし
れないが，あれが本当の自分だと思うよ」などと思い出してくれることに
なります。こちらは，さらにそのときの状態を詳細に聴取して，軽躁エ
ピソードに該当するか判断することになるのです。このようなやり取りの後
に，「あなたのそのときの状態は軽躁エピソードに該当しますね」と説明
すると，「ああ，そういうことなのですね」と本人なりに受け入れてくれ
て，軽躁エピソードが過去に生じたことを実感してくれます。その結果，
「現在は抑うつエピソードにありますが，過去に軽躁エピソードが確認さ
れたので双極Ⅱ型障害と診断されます」と説明すると，たいてい患者にも
家族にも納得してもらえるということです。

4. 抑うつ状態や躁状態の評価

　抑うつ状態や躁状態がどの程度かを評価することも重要で，主治医がその程度をきちんと把握していないこともしばしばあります。そもそもリワークへの導入時には寛解状態か軽度の抑うつ状態であることが必要で，中等度以上の抑うつ状態では精神科治療をしっかり行うことがリワークよりも優先されます。そのためには，たとえばハミルトンうつ病評価尺度（Hamilton Depression Rating Scale：HDRS もしくは HAM-D）を用いて評価すると良いでしょう。これは他覚的な評価尺度で，17 項目版が広く用いられて，最近 1 週間の状態を問診して患者が回答します。

　具体的には，抑うつ気分，罪責感，自殺傾向，入眠障害，熟眠障害，早朝覚醒，仕事と活動，制止，焦燥，精神的不安，身体的不安，食欲，身体症状，生殖器症状，心気症，体重減少，病識の 17 項目を他覚的に評価します。睡眠に関して 3 項目もあるため，睡眠がとれていない患者は評価点が高くなり，治療によって睡眠がとれるようになるとかなり抑うつ状態が改善したように見えるところに注意が必要です。評価点の目安としては，7 点以下が寛解あるいは正常範囲で，8 〜 13 点が軽症，14 〜 18 点が中等症で，それ以上が重症とされています。したがって，リワークへ導入するには 13 点以下が妥当と考えられます。

　次に，躁状態を呈していた患者では，寛解状態もしくは軽躁状態までがリワークへ入るには望ましいと考えられます。躁状態の評価はヤング躁病評価尺度（Young Mania Rating Scale：YMRS）を用います。これは 11 項目で構成されていますが，気分高揚，活動増加，性的関心，睡眠減少，易怒性，会話（言語促迫や多弁），思考（思考促迫や観念奔逸），思考内容（誇大妄想など），攻撃的・破壊的行動，身だしなみ，病識を他覚的に評価します。Young らによると，重症度を別の基準で評価して，ほぼ正常範囲，軽躁，躁，重症の躁として患者をグループ分けすると，それぞれに対

応する YMRS 評価点の中央値は 12.5，19.3，25.5，37.9 であったといいます。また，YMRS 評価点が 12 点以下を寛解あるいは正常範囲とする意見もあります。さらに，臨床試験への組み入れ，すなわち明らかな躁状態としては 20 点以上が必要という意見もあります。したがって，寛解もしくは軽躁状態はおよそ 15 点以下として，これを指標にリワークへ導入するのが妥当と思われます。ただし，それぞれのリワーク施設によって，寛解状態でないと入れるのが難しいとか，逆に多少問題があっても入ってもらうのは構わないなど，方針の違いがあるでしょう。したがって，どの程度の抑うつ状態や躁状態の患者をエントリーするかは，それぞれのリワーク施設の方針によると思われますが，ここで強調したかったのは，リワークを導入する際は抑うつ状態や躁ないし軽躁状態をきちんと評価する必要があるということです。

5．併存する知的障害や発達障害の検査

　以前から，双極性障害の診断に際し，しばしば問題になっていたのが，境界知能もしくは軽度知的障害の患者が現実のストレスに遭遇して繰り返し起こす適応障害でした。このような患者の気分変動性は双極性障害のような内因性（原因不明の脳の機能障害）の精神障害に由来するものではなく，家庭内の不和や職場の人間関係，その他もろもろのストレス要因に反応して，それらを合理的に解決する能力に乏しいために生じるものです。多くの場合，境界知能や軽度知的障害は後から明らかになってきます。それは，初診時に患者やその家族はひいき目に学業成績を述べるからです。したがって，患者や家族の言うことを鵜呑みにせずに，Wechsler Adult Intelligence Scale-IV（WAIS-IV）などの知能テストで知能を実際に測定すべきです。WAIS-IV は，言語理解，知覚推理，作業記憶，処理速度の 4 つの認知機能を調べるように構成されています。平均知能は 90 ～ 109 であり，110 ～ 119 が平均の上で，120 以上が高いことになります。逆に，

80 〜 89 は平均の下で，79 以下は低いことになります。もっと簡便に知能を測定する方法もあります。たとえば，コース立方体組み合わせテストです。これは，立方体を用いて 17 問の模様を作る非言語性の知能検査です。2 問連続して失敗するとテストを打ち切るので，知能低下の著しい被検者ほど早く終了することになります。

　さて，境界知能もしくは軽度知的障害の患者がすべて適応障害になるというわけではなく，双極性障害にも境界知能や軽度知的障害が合併することがあります。その場合には，それまでの経過を振り返るとストレス要因がなくとも自然発生的に躁病エピソードや抑うつエピソードが生じていることが確認できます。

　最近問題となることが多いのが，双極性障害と診断されつつ，発達障害を併存する患者です。気分が安定しても不注意や衝動性が残り，よく聞くと学生の頃から段取りをつけられない，片づけができない，唐突に行動をしていたと述べます。成人すると多動は目立たなくなるので，注意欠如だけが残った状態が多いのです。このような患者に注意欠如・多動性障害（Attention-Deficit Hyperactivity Disorder）もしくは注意欠如障害（Attention Deficit Disorder：ADD）を疑って Adult ADHD Self Report Scale（ASRS）をすると，A 項目が 4 つ以上該当してさらに疑いが強くなる患者がいます。DSM-5 の注意欠如・多動症の診断基準も満たして双極性障害と注意欠如・多動症の併存が明らかになる患者もいれば，注意欠如・多動症の診断基準は満たさず注意欠如・多動症の傾向を有する双極性障害という患者もいます。

　ここで ASRS を説明すると，自記式の評価尺度であり，不注意や多動性・衝動性を問う 6 項目からなるパート A と 12 項目からなるパート B から構成されます。パート A の方が重要で 4 項目以上該当する場合に注意欠如・多動症と診断される可能性が高いとされます。簡便にスクリーニングができるので，これであたりをつけて DSM-5 に進むのが良いと思います。

双極性障害に併存する自閉スペクトラム症（Autism Spectrum Disorder）に関しても，気分が安定しても，言わなくてもいいことや言ってはいけないことまで言ってしまい，対人関係を自ら壊していく患者がいます。こだわりも強く，Autism-spectrum Quotient（AQ）を行って 33 点以上となれば，さらに疑いが強くなります。DSM-5 の自閉スペクトラム症の診断基準も満たして双極性障害と自閉スペクトラム症の併存が明らかになる患者もいれば，自閉スペクトラム症の診断基準は満たさず自閉スペクトラム症の傾向を有する双極性障害という患者もいます。

ここで，AQ を説明すると，これも自記式の評価尺度で，社会的スキル，注意の切り替え，細部への注意，コミュニケーション，想像力の 5 つの下位尺度からなる 50 の質問から構成されます。ASRS と比較して問題数も多く，逆転項目もあるため，回答にも採点にも時間がかかります。自閉スペクトラム症の患者の中には，適切な回答ができたか不安になり何度も訂正したり，結局のところ回答不能になる患者もいます。得点を評価する目安としては，33 点以上は自閉スペクトラム症の診断がつく可能性が高く，27 〜 32 点は自閉スペクトラム症の傾向があり，26 点以下は問題ないとされます。したがって，27 点以上は DSM-5 に進むのが良いと思います。

6. 併存する認知症の検査

双極性障害は精神障害の中で最も認知症に移行しやすいと言われているのですが，多くは退職後のことでリワークとは無縁です。しかし，まれながら若年性認知症が双極性障害に生じることがあります。それを疑う際には，長谷川式認知症スケール（長谷川式簡易知能評価スケール）や Mini-Mental State Examination（MMSE）を用いて認知症のスクリーニングを行うことになります。2 つの検査に共通する項目は見当識，記憶力，計算力などを調べることですが，MMSE ではさらに口頭指示の理解，文章の理解，文章を書く，重なりあう五角形の描画をするなど認知機能や実

行機能も調べることができます。いずれも 30 点満点であり，長谷川式が 20 点以下で認知症の疑いあり，MMSE が 23 点以下で認知症の疑いありとなります。MMSE で 24 〜 27 点は軽度認知障害（Mild Cognitive Impairment：MCI）の疑いとされています。認知症の疑いや軽度認知障害に該当する場合には，DSM-5 に進むのが良いですが，それまでの医療機関（特にクリニック）で画像検査をしていなければ，画像検査をして認知症や認知症以外の脳器質性疾患を検討することが必要になるでしょう。外傷性脳損傷により認知機能が低下していることもあります。

　なお，抑うつ状態が重度のときにこのような認知機能検査を行うと，うつによる思考制止や認知機能低下のために仮性認知症の病像を呈し，実際には認知症でなくとも長谷川式や MMSE の評価点は低くなるので，ある程度うつが回復してから検査するのが良いでしょう。うつが回復しても認知機能低下が残る，もしくは進む場合には認知症を疑うべきです。

　著者のところへ紹介されてきた B さんは会社員でした。2 年前から抑うつ状態を呈し，某精神科でうつ病と診断され，抗うつ薬の投与を受けていました。抑うつ状態はほとんど改善したのですが，物忘れや認知機能の低下が目立つようになりました。奥さんはそのことを心配して主治医に繰り返し相談したのですが，うつ病からくる仮性認知症の一点張りであったと言います。あるとき，意を決した奥さんは本人を連れて著者のところを受診しました。初診時にまったく抑うつ感は認められず，いろんな質問に対して，具体的に答えることができず，「今朝の新聞に何が書いてありましたか？」と問うと「記事を斜め読みしているので—」などとあいまいな表現でごまかすことが多く，それはまさに認知症を疑わせるものでした。MMSE で 19 点と低く，頭部 MRI 検査で脳全体の萎縮が顕著で若年性認知症と診断してコリンエステラーゼ阻害薬による治療を開始しました。

文　献

1. Abe, K. & Ohta, M. : Recurrent brief episodes with psychotic features in adolescence: Periodic psychosis of puberty revisited. Br. J. Psychiatry, 167 ; 507-513, 1995.
2. Akiskal, H.S., Akiskal, K.K., Haykal, R.F. et al. : TEMPS-A: Progress towards validation of a self-rated clinical version of the Temperament Evaluation of the Memphis, Pisa, Paris, and San Diego Autoquestionnaire. J. Affect. Disord., 85 ; 3-16, 2005.
3. Matsumoto, S., Akiyama, T., Tsuda, H. et al. : Reliability and validity of TEMPS-A in a Japanese non-clinical population: Application to unipolar and bipolar depressives. J. Affect. Disord., 85 ; 85-92, 2005.
4. McIntyre, R.S., Berk, M., Brietzke, E. et al. : Bipolar disorders. Lancet, 396 ; 1841-1856, 2020.
5. 寺尾岳：双極性障害の診かたと治しかた. 星和書店, 東京, 2019.
6. 寺尾岳：双極性障害. 精神医学, 63 ; 1597-1604, 2021.
7. Terao, T. : Neglected but not negligible aspects of antidepressants and their availability in bipolar depression. Brain Behav., 11 ; e2308, 2021.
8. Terao, T. : Latent bipolar depression. Lancet, 401 ; 191, 2023.

第**7**章　難しい患者を支えていくためには

寺尾　岳

　著者が勤務するところは大学病院ですので，難治性精神疾患の患者が紹介されてくることが多く，治療に難渋することがしばしばあります。以下に，そのような症例を紹介します。

1．自閉スペクトラム症の併存する，治療に難渋した2症例

　Cさんは，もともと集団生活になじめず，忘れ物や遅刻が多かったようです。定時制高校を卒業後に就職しますが，毎年のように転職しました。上司の指示や注意を忘れることがしばしばあり，ミスも多く同僚にも迷惑をかけていました。逆に，規則は細かなことまで厳守しようとするため，これも周囲に迷惑をかけていました。このようなちぐはぐな対応が目立ち，職場で対人トラブルもしばしば生じました。某クリニックを受診し，うつ病の診断を受け治療も開始されましたが改善しませんでした。ちょうどその頃，テレビの双極性障害の番組を見て自分はこれだと思ったそうです。主治医に相談することもなく，通販や個人輸入で，双極性障害のさまざまな治療薬を購入して自分勝手に服用していました。その頃，自分に気があると思った人にいきなり告白してふられることがあったそうです。某精神科に転医し注意欠如・多動症＋双極性障害

の診断のもとに，メチルフェニデート，アトモキセチン，エスシタロプラムを処方されていました。その後，著者のところへ紹介されました。著者は主治医として患者に対し，まずは通販や個人輸入をやめて，著者が処方した薬を出された通りにきちんと服用することを繰り返し指導しました。この頃のCさんは，自分の考えにこだわり，柔軟性もありませんでした。周囲の想いにも無関心で，人間関係が円滑にいくはずもなく，著者はこの患者の診断を自閉スペクトラム症＋注意欠如・多動症＋適応障害に変更しました。双極性障害から適応障害に変更したのは，たしかに気分変動はありますが，双極性障害の気分エピソードには該当せず，ストレス要因に反応しての気分変動であったからです。外来では，「○○を増やすとどうなった，△△を減らすとどうなった」などの話題に終始するため，生活状況や精神状態をまずは教えてほしいと繰り返し話しました。初診から2年後，「年末はスーパーのアルバイトで忙しかった。年始は実家でゆっくりできました。父親から随分大人になったと言われました。前は視野が狭かったが──」と語りました。Cさんはリワークへ行っていませんが，アルバイトを続けています。最近は診察開始時に，自分の生活状況や精神状態を順序立てて説明できるようになり，著者の言うことにも耳を傾けてくれるようになりました。このような自閉スペクトラム症の患者も支持的精神療法を続けていくと，それなりに改善していく印象があります。

Dさんは，職場の人間関係で抑うつ状態を生じて休職しました。背景に，自閉スペクトラム症と人格面での未熟さもありました。著者は，未熟な人格＋自閉スペクトラム症＋適応障害と診断しました。この未熟な人格に関して，以前は，未熟な人格を基盤とする抑うつ状態を未熟型うつ病，新型うつ病，ディスチミア親和型うつ病，現代型うつ病など，さまざまな概念で括っていろいろな名称を与えていましたが，基本的には養育や教育，社会経験の不足などにより人格の成熟が健常者よりも遅れ

ているということで一括できると著者は考えています。つまり，後付けでもよいので時間をかけて適切な社会経験を積ませれば健常者に追いつくことができると思います。Dさんに関しても，著者が診療を担当しつつ，リワークへ通所しましたが，グループディスカッションで他患が傷つくことを平気で言うなど他者の気持ちが想像できず，対人トラブルを繰り返しました。また，活動中に物の配置が気になって繰り返し修正するなどささいなことにこだわりました。さらに，リワークスタッフの注意に短絡的に反応し，自らの言動を顧みることができないという未熟性もあり，リワーク開始数カ月後に自らやめました。その後は，自宅で自分のペースで1年間療養して復職に臨みましたが，直前に復職先が元の職場であったことが判明し，再度落ち込み，休職期間が延期となりました。さらに，2年間自宅静養を続け，その間に祖父の世話をするという機会に恵まれ，徐々に未熟性や自閉スペクトラム症が改善され，およそ4年後に元の職場に戻りました。現時点で復職後数カ月が経過しましたが，会社の保健師から聞くところによると職場では特に問題を起こさずに円滑に就労継続ができています。これだけ待ってくれたこの会社も立派なものですが，長期の休職後になぜ復職できたかを考えると，以下の2点を挙げることができます。1つ目は著者との関係性が一貫して安定していたこと，つまり外来治療は一度も中断せずに継続でき，著者の話は素直に聞いてくれたことと，2つ目は体調を崩して入退院を繰り返した祖父の世話をしたことでしょう。特に後者により，人の気持ちに寄り添うことの大切さがわかり，人格も発達し，「心の理論（他者の心を類推し，理解する能力）」も少しは身についたのかもしれません。それに伴い，以前のようなこだわりも軽減された可能性が考えられました。図7-1に成長の軌跡を描きましたが，健常者では年齢相応に寛容さや他者への配慮が大きくなりますが，未熟な人格や自閉スペクトラム症ではあまり大きくなりません。この症例では，著者の長期にわたる支持的精神療法と本人が祖父の世話をしたことで人格の成長が促され，寛容さや

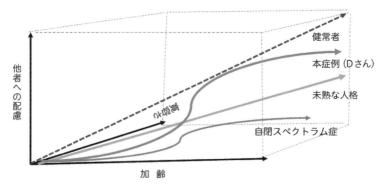

寛容さ＝こだわりの逆数，他者への配慮＝「こころの理論」＋コミュニケーション能力

図7-1 加齢に伴う，寛容さや他者への配慮の発達

他者への配慮も大きくなったと考えられます。

2. 実存的アプローチ

さて，著者が特に力を入れて行っている精神療法を紹介します。それは，実存的アプローチと言って，ドイツの哲学者であるマルティン・ハイデッガーの実存哲学を基にしています。ハイデッガーは 1927 年に *SEIN UND ZEIT*（Being and Time：存在と時間）というその当時ベストセラーになった本を書きました[2]。著者の理解では，この本の中に書かれているポイントは以下のようなものです。

1) 人間が自分の固有の存在のあり方をめがけ，それに近づいたり，遠ざかったりすることを，人間存在の「本来性」と「非本来性」という概念で言い表す。

2) 普通はどんな人間も「非本来性」として存在しており，自分の存在に

ついての了解が深くない。

3) この普通の人間の状態を現存在の「平均的日常性」と呼び，世間一般の価値のあり方の中に自分を分散させ，気散じしており，そのことで自分の本来的な存在の仕方と向き合うことから自分自身を免責している。

4) このようなことが生じるのは，どんな人間も死に対する不安が強いからである。つまり，自分に対し，どのように生きるべきかを問うと否が応でも自分の死に考えが至ってしまい，自分の存在がなくなるという不安に圧倒されてしまう。

5) この死という可能性を直視できずに自分を世事のさまざまな気散じごとの中に頽落させているのが，「非本来性」である。

6) 死を自覚すること（死への先駆）によって，「本来性」を取り戻し，むしろ時間的に限られた人生に対して覚悟を決めることができる。そこでは平均的日常性に逃げ込む必要はなく，自分で自分の生き方を決める。「自分が幸せかどうか」を決めるのも，富でも名誉でもなく，ましてや他人でもなく，自分自身である。

7) さらに，人はみずからの可能性のもとで自分の存在を理解しつつ，その可能性の中からこれこそ自分であるという実存を選び取っていくこと（投企）ができる。

8) そこに至っては，自分も他人もそれぞれの価値観でそれぞれの方法によってそれぞれの幸せを追求することこそが大事ということが理解できる。そして，自分に対する評価も他人に対する評価も，富や名誉など既成のものさしで評価するのではなく，その人がその人なりの人生をおくっていることに対する理解と敬意が中心となる。

　ここで，死への先駆というとドキッとする方もおられるかもしれませんが，インド独立の父であるマハトマ・ガンジーは「明日死ぬかのように生きよ」と言っています。また，宗教改革を行ったマルティン・ルターは，「たとえ明日，世界が滅亡しようとも，今日私はリンゴの木を植える」と

言い，明日死ぬものと覚悟して，今日を精一杯生きることを推奨していま
す。さらに，旧約聖書の「コヘレトの言葉」では，「朝に種をまけ，夕ま
で手を休めてはならない。実るのは，これであるか，あれであるか，ある
いはふたつともに良いのであるか，あなたは知らないからである」と言っ
ています。旧約聖書においてユダヤ教徒の神であるヤハヴェは全能の神で
すが，このヤハヴェと異なり人には将来を予測することは不可能なので，
何が生じても困らないように今日を精一杯生きるようにとの教えでしょ
う。つまり，死を先駆するように言ったのはハイデッガーだけではなく，
同様のことはいろんな人が言っています。さらに，死を意識することで，
生も強く意識できるとも言えるのです。

　さて，このようにそれぞれの人に固有の生や死があり，死を先駆しつ
つ，今与えられている生を精一杯生き抜くという考えは，たとえば末期が
んの患者の緩和ケアにも生かせるところです[6]。否が応でも，目の前に死
が迫っている患者にとって，死を先駆して残された時間を自分にとって有
意義に過ごすにはどのようにしたらよいのかを考えることはとても重要な
ことです。死以外にも，実存を脅かすものとして自由（人は自分の生き方
をつねに自己の責任において選択しなければならない），無意味（自分の
人生に意味がない），孤立（自分の経験は自分だけのもので，他の人には
決して理解できない）があります。これらのテーマも扱いつつ，避けよう
のない死に対してどのように生きるのかを一緒に考えていくことが実存的
アプローチとなります[6]。

　さて，精神障害を持つ患者に対して，著者らが考案した実存的アプロー
チでは，この「死を先駆する」ということはあえて強調しません。代わり
に，過去を振り返り，努力の実った条理と，実らなかった不条理の体験を
思い出してもらいます。特に，重要なのは後者です。努力は実らなかった
けれども自分は一生懸命に頑張った，ということで自分自身に対して慈し
みの気持ち（セルフ・コンパッション）を育むことを目的にしています。
翻って，現在の自分をしっかりと自分にとって意味あるものとして位置づ

患者さんの人生に対して

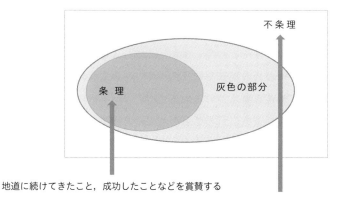

図7‐2 実存的アプローチにおける条理と不条理の扱い（文献 5 より引用）

け，不安に満ちた将来に向けて勇気をもって進んでいく決意を持ってもらうようにしており，これらは EXMIND 研究として公表しています[1, 3, 4]。

それでは，著者らが行っている実存的アプローチを具体的に示します。

1）その患者自身の人生に目を向けた会話をします。
2）この会話の中で，その人の人生における条理と不条理を取り上げます。
3）条理としては，仕事にしても趣味にしても，あるいは家族のことにしても，どんなにささいなことでもその人なりに大事にしてきたこと，続けてきたこと，成功したことを称えます。
4）不条理としては，その人が病気になったことでできなくなったこと，あきらめたこと，制約を受けたこと，心理的・経済的な負担が増えたこと，などに焦点をあてます。双極性障害で必死になって治療を続けてきたのに再発したこと，うつ病でどんな治療を受けても苦しい状態が

遷延していること，毎年健診を受けてきたのにがんになったことなど
も該当します。さまざまな苦労や困難を抱えることになった悔しさや
歯がゆさに共感し，つらい思いをしながらもその人なりに病気と一生
懸命に付き合ってきたことをしっかりと取り上げて敬意を表します。

5) そのうえで，その人の現在を取り上げて，その人にとっての人生の意味
や目的，存在意義を考えてもらいます。

6) さらに，不確実な未来に対して，その人にとっての幸せを目標にしなが
ら，よりよく生きるための意思や決意を固めてもらいます。

　以上の内容を何回かのセッションに分けて，それぞれ時間をかけて話し
合うことが著者らの考案した実存的アプローチです。これによって，セル
フ・コンパッションが高まります。図7‐3は，著者らのEXMIND研究
で，健常者を無作為にマインドフルネス8週間継続群（MBI群）と，マ
インドフルネス4週間に引き続いて実存的アプローチを4週間行った群
（EXMIND群）に無作為に割り付けて，何もしない待機群（Waiting群）
との3群間でセルフ・コンパッションの高まりを比較した結果ですが，実
存的アプローチもマインドフルネスと同等にセルフ・コンパッションを高
めることがわかります。

　このセルフ・コンパッションは困難に遭遇したときに耐える力や覚悟を
決めて困難を打開する勇気につながります。そのうえで，自分の置かれて
いる状況に目を向けて，どのようにしたら自分らしく生きていけるのか，
自分にとっての幸せとは何か，を自分の言葉で考えていくことになりま
す。例を2つ挙げましょう。

　Eさんは双極I型障害で，デザイン関係の仕事をしています。大学生
のときに，バイトをいくつもかけもちするなど活動性の亢進が認められ
ました。その後，抑うつ状態になり某精神科を受診し双極II型障害の診
断のもとに治療が開始されました。以降，断続的に外来治療を受けてい

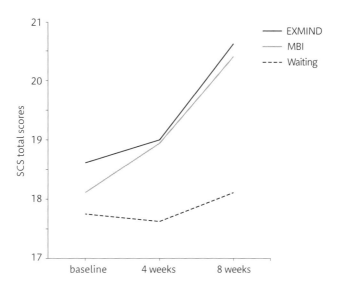

図 7 - 3　実存的アプローチやマインドフルネスによるセルフ・コンパッションの向上
（文献 4 より引用）

ました。他県に転居したのをきっかけに，著者が治療を引き継ぎました。自閉スペクトラム症の傾向のある上司との関係性や本人の不得意な仕事をうまくこなせない中で抑うつと軽躁を繰り返していました。ある日，職場の上司から不条理に叱責されたことから，仕事に行けなくなり自宅療養困難となったため，当院へ入院しました。入院中は，薬物療法とマインドフルネス療法を行い，軽快退院となりました。しかしながら退院後，自宅で生活リズムが乱れ，飲酒量も増え，再び自宅療養困難となったため再入院しました。入院期間中に躁病エピソードも生じ，診断は双極 II 型障害から双極 I 型障害に変更され，躁病エピソードが落ち着いた段階で実存的アプローチを導入しました。

　入院中に主治医の坂井亜果里博士が行った実存的アプローチは以下の通りです。

①成功体験を取り上げて貴重な体験として称える

　幼い頃から絵を描くことが上手だった。あるとき，百合の花を描いたら会心の出来で，みんなが褒めてくれた。それが嬉しくて絵を描いていたが，絵を描くことは自分にとって純粋な喜びでもあった。成人してから作品作りに没頭し，個展を成功させたこともある。

②不条理体験を取り上げて，悔しさや歯がゆさに共感し，不条理に耐えてきたことに敬意を表する

　気分が安定せず，そのために一貫した行動がとれず，挫折の連続だった。偉大な芸術を成し遂げる人がいる一方で，双極性障害であるがゆえに，自分にはただ苦しみしかないことが不条理だ。

③現在を取り上げて，その人独自の人生の意味や目的，存在意義を考える

　上司は頭が良く，芸術家肌だが，攻撃的な人。自分にとって特別な存在で，内面を深くえぐってくる。実は自分の一番の理解者でもあるかもしれない。今まではその人に強く責められたことで頭がいっぱいだったが，良い思い出もあった。

④不確実な未来に対して今後よりよく生きるための意思や決意を固める

　上司との関係性では，自分自身も曲げられない部分があったことに気づいた。今後は，自身の原風景である百合の花を描いた頃の幸せな体験を忘れず，モチベーションとしていきたい。

　この後，Eさんは退院してリワークに通いながらマインドフルネスを続け，外来では著者の薬物療法と実存的アプローチを受けながら復職し，無事に2年が経過しました。

　Fさんは，双極Ⅰ型障害とアルコール依存症を持ち，単身生活をしていました。精神科医との関係性がなかなか成立せず，精神科クリニックを転々としている中で，著者が外勤で行っているクリニックを初診しました。ある会社の社長の息子さんで会社を継ぐことになっていました

が，その当時はやりたい放題で親から勘当されました。その後，他の仕
事に就き地道に働き結婚しましたが，双極性障害の発症により仕事を辞
め，離婚しました。絶望と寂しさの中でお酒におぼれ，アルコール依存
症になりました。さらに，別れた奥さんにお金を無心されて，経済的な
苦労も並大抵のものではありませんでした。そのような生活史を丹念に
傾聴し，これまでの苦労をねぎらったところ，Ｆさんは著者と一緒に治
療を頑張っていく気になり，通院するようになりました。ただ残念なこ
とに，断酒の目的でクリニックに入院した際に肺がんが見つかり，他院
で手術した後，食事がとれなくなりクリニックに再入院しました。著者
は，精神疾患に加えてがんにもかかってしまったというＦさんの不条
理に共感して共に嘆くとともに，それでもよく耐えて今を生きているこ
とに敬意を表しました。そして，禁酒して栄養をつけるように指導しま
した。すると，クリニックを抜け出して酒を買いに行くような逸脱行為
も行わず，高齢者と同室の不自由な病室できちんとした入院生活を送る
ようになり，著者は診察のたびにそのことを高く評価しました。以前の
Ｆさんであれば投げやりな言動が出たと思いますが，まったくそのよう
な気配はなく，緊張感のある入院生活を送っていました。退院後，Ｆさ
んは定期的に著者のもとに通院し，断酒も守り，グループホームに住み
ながら簡単な作業を続けました。数年経過し，肺がんも治癒し，グルー
プホームからアパートに移り住みました。親とも和解し，彼女もでき
て，外来に笑顔でやってきます。

　Ｅさんもｆさんも長らく正常気分ですが，双極Ｉ型障害で再発の危険
性があるために，いまだに著者のもとに再発予防のための維持療法で通院
しています。振り返ると，お二人ともにどん底の時期によく生きながらえ
てくれたという，主治医として感慨深いものがあります。もちろん，実存
的アプローチが彼らの生を支えるために奏効したのは間違いないと思うの
ですが，主治医としては，「どんなに難治な患者でも，（治療を）あきらめ

ない」姿勢が最も重要であったと思います。患者にとって，主治医が味方であることほど心強いものはなく，治療がうまくいかないことがあっても，主治医が頭をしぼりなんとか苦肉の策を講じてくれるところに，患者にとっての救いが生じると思います。これは事あるごとに，若い先生方に伝えていることです。

3. 未熟性の目立つ患者

実存的アプローチではなく，通常の支持的精神療法をしながら，リワークに通所してもらうことで，人格的な成長が期待できることもあります。先ほど「自閉スペクトラム症の併存する，治療に難渋した2症例」のところで紹介したCさんはリワークに通所しておらず，Dさんはリワークを途中でやめました。以下では，自閉スペクトラム症はなく，未熟性の目立つ患者で，リワークにきちんと通所した症例Gさんを紹介します。

　著者はGさんを，未熟な人格＋双極Ⅱ型障害と診断しました。大学生のときにうつ病を発症し，アパートに引きこもり中退しました。実家に戻るも落ち込みを繰り返しました。父親も双極性障害で，母親の不安も高く，家庭内に落ち着いた人がいません。引きこもりの時期が長かったこともあり，社会性が育まれていませんでした。うまくいかないことがあると，死んでしまいたいと絶望するか，逆にあの人のせいだと言って他人の責任にすることがしばしばありました。リワークに通所して，対人接触を増やしていく過程で，スタッフから指導を受け，いろいろな患者と付き合っていく中で，Gさんにとってさまざまな学びが得られました。リワークを卒業した後，就労支援B型事業所からA型作業所へ移り，高齢者の介護をしながら継続して働いています。これまで紆余曲折がありましたが，その都度，なんとか乗り越えてきています。外来で愚痴をこぼすこともありますが，深刻ではありません。また，困ったこ

とがあれば，予定日を変更して早めに著者のところへ相談に来てくれます。

　G さんの場合には，当初，未熟性が目立ちましたが，自分なりに現状を打破しようと考えており，毎日日記をつけていました。その内容は，日々の経験に対しての内省が垣間見えるものでした。他者と関わることも大事ですし，自分と向き合うことも大事です。リワーク通所中にも困ったことがあると，スタッフや著者に相談していました。自分は一人で生きているのではなくて，周囲からのサポートによって生かされているという状況が自然に理解できているようにも思えます。こういう患者は成長が期待できると考えられます。

文　献

1. Akase, M., Terao, T., Kawano, N. et al. : More purpose in life and less novelty seeking predict improvements in self-compassion during a mindfulness-based intervention: The EXMIND study. Front. Psychiatry, 11 ; 252, 2020.
2. マルティン・ハイデッガー（高田珠樹訳）：存在と時間. 作品社, 東京, 2013.
3. Kawano, N., Terao, T., Sakai, A. et al. : Maternal overprotection predicts consistent improvement of self-compassion during mindfulness-based intervention and existential approach: A secondary analysis of the EXMIND study. BMC Psychol., 9 ; 20, 2021.
4. Sakai, A., Terao, T., Kawano, N. et al. : Existential and mindfulness-based intervention to increase self-compassion in apparently healthy subjects (the EXMIND study): A randomized controlled trial. Front. Psychiatry, 10 ; 538, 2019.
5. 寺尾岳：双極性障害の診かたと治しかた. 星和書店, 東京, 2019.
6. Terao, T. & Satoh, M. : The present state of existential interventions within palliative care. Front. Psychiatry, 12 ; 811612, 2022.

第 **8** 章　主治医の薬物療法を理解するために

寺尾　岳

　リワークには，適応障害，うつ病，双極性障害の患者が多く通所すると思いますので，本章では抗うつ薬と気分安定薬について取り上げます。最近，日本精神神経学会の『精神科専門医テキスト』「8章：精神科治療学・薬物療法」[20] を著者が執筆しましたので，その一部を叩き台に改変し，やはり著者の執筆した「臨床精神薬理学者から見た双極性障害抑うつエピソードのガイドライン」（『臨床精神医学』[19]）の一部を改変しつつ，他の文献を引用して，できるだけかみ砕いて構成しています。

1. 抗うつ薬

　抗うつ薬として主に使われているのは，選択的にセロトニンの再取り込み阻害作用を有する selective serotonin reuptake inhibitors（SSRI）と，セロトニンとノルアドレナリン両方の再取り込み阻害作用を有する serotonin and noradrenaline reuptake inhibitors（SNRI）です。SSRI に関しては，フルボキサミン，セルトラリン，パロキセチン，エスシタロプラムが本邦で使用可能です。SSRI はセロトニンを増加させるために抑うつ気分のみならず不安も改善されるため，不安症の治療薬としても承認されています。SSRI に限らず抗うつ薬には即効性はなく，効果発現には少なくと

も2，3週間を要します。SSRI の副作用に関して，消化管にもセロトニン神経が多く分布しているために，吐き気，嘔吐，下痢などがしばしば生じます。また，性機能障害や，まれながらセロトニン症候群が生じることもあります。長期服用後に急に中断すると，めまい，吐き気，後頭部に電気が走るような異常感覚などさまざまな離脱症状が生じることがあります。ときどき，うつ病の患者がめまいを訴えることがありますが，「きちんと薬を飲んでいますか？」と聞くと，「実は飲み忘れがあって……」という答えが返ってくることがあります。「忘れずに飲んでくださいね」と指導した後に，めまいを訴えることがなくなったこともあります。つまり，SSRI の離脱症状を予防するには，きちんと服薬を継続し，中止を考えるときには，患者が勝手に中断するのではなく，主治医と話し合いながら最初は多めに減量し徐々に減量幅を小さくするのがよいとされています[4]。

　SNRI は，セロトニンとノルアドレナリンの再取り込み阻害を行うことでシナプス間隙にセロトニンとノルアドレナリンを蓄積しますが，実はそれだけではありません。前頭皮質では，ノルアドレナリンのみならずドパミンまである程度は増えることが知られています。本邦で使用できる SNRI には，ミルナシプラン，デュロキセチン，ベンラファキシンがあります。SNRI はセロトニンとノルアドレナリンを増加させるために抑うつ気分や不安のみならず意欲低下も改善されます。具体的には，おっくうさがなくなり，いろんなことをやってみようという気持ちになります。SNRI の副作用としては，セロトニンが増えることで吐き気，嘔吐，下痢などが生じ，ノルアドレナリンが増えることで，血圧上昇や動悸，排尿障害などが生じることがあります。なお，疼痛に対する効果もあるため，整形外科でも使われています。

　ミルタザピンは Noradrenergic and Specific Serotonergic Antidepressant（NaSSA）に分類されており，主作用はノルアドレナリン神経終末の α_2 受容体とセロトニン神経終末における α_2 受容体のブロックであり，前者でノルアドレナリンの放出が促進され，後者でセロトニンの放出が促進され

ます。3つのセロトニン受容体（5-HT$_{2A}$, 5-HT$_{2C}$, 5-HT$_3$）とヒスタミン
H$_1$受容体をブロックすることも知られています。ヒスタミンH$_1$受容体を
ブロックすることで，眠気と食欲増加が生じるため，不眠や食欲低下を訴
える患者へ就床前に投与すると，副作用を効果に転じることができます。

　ボルチオキセチンは，セロトニンの再取り込み阻害作用と5-HT$_{1A}$受容
体の刺激作用を有し，3つのセロトニン受容体（5-HT$_3$, 5-HT$_7$, 5-HT$_{1B/D}$）
をブロックします。ボルチオキセチンを抗うつ薬として初めて投与すると
きには効果発現が遅く，本邦における治験でもプラセボと有意差がついた
のは投与開始6週間後でした。これには，縫線核に存在するセロトニン
5-HT$_{1A}$自己受容体を刺激して一時的にセロトニンの生合成を抑制するこ
とも影響しているかもしれません。なお，ボルチオキセチンは抗うつ効果
を介さずに認知機能改善効果を示す可能性が知られています。つまり，抗
うつ効果が明確になる前に認知機能が改善する患者が存在します。

　さて，ドパミンもモノアミンのひとつであり，スルピリドを少量（150mg/
日程度）投与すると抑うつ状態が2，3日で改善することが昔から知られ
ています。これは，シナプス前終末のドパミン自己受容体がブロックされ
てシナプス間隙にドパミンが放出されてうつが良くなると考えられていま
す。スルピリドを300～600mg/日へ増量するとシナプス後のドパミンD$_2$
受容体がブロックされて統合失調症の幻覚や妄想に効きます。少量で賦活
し多量で抑制することは，おそらく他の抗精神病薬でも同様と考えられま
す。ただし，スルピリドは高プロラクチン血症を引き起こし，乳汁分泌や
月経停止につながるので特に若い女性には注意が必要です。さらに，特に
高齢者においてはスルピリドによりパーキンソン症状などの錐体外路症状
が出やすいことにも注意すべきです。

　モノアミンと精神機能に関して，ストールの*Essential Psychopharma-*
*cology*第5版[11]によると，脳内ではモノアミン神経系がさまざまに連絡
しあっていますが，ドパミン神経系の機能低下はポジティブな精神機能を
低下させる，すなわち明るい気分を低下させ，幸福感や楽しさを損ね，エ

ネルギーを減じ，覚醒レベルを低下させ，自信を失わせることになります。セロトニン神経系の機能低下はネガティブな精神機能を増強する，すなわち暗い気分をさらに暗くし，罪悪感や自己嫌悪を強め，恐怖感や不安感を高め，敵意を増し，焦燥感や孤立感を増強します。ノルアドレナリン神経系の機能低下はポジティブな精神機能を低下させ，ネガティブな精神機能を増強します。したがって，ドパミンやノルアドレナリンを増やすことはポジティブな精神機能を増強することにつながり，セロトニンやノルアドレナリンを増やすことはネガティブな精神機能を改善することにつながります。場合によっては，3つのモノアミン受容体が十分に刺激されるようにSNRIにドパミン受容体のアゴニストであるプラミペキソールを追加したり，ドパミン受容体のパーシャルアゴニストであるアリピプラゾールを少量加えるなどが有用なこともあります。

　抗うつ薬の比較研究として21の抗うつ薬をネットワークメタ解析にかけた論文[2]のデータを，時間経過や用量反応関係を正確に把握したうえで，それぞれの抗うつ薬の効果を比較する目的で再解析した研究[1]があります。驚くべきことに，最も抗うつ作用が強いのは三環系抗うつ薬のアミトリプチリンで，次がトラゾドンとこれも古い薬でした。しかし，アミトリプチリンは抗コリン作用などの副作用による脱落が最も多く，有用性は高くありません。他の抗うつ薬の間には有意差を認めませんでした。最大効果の50％に至るまでの時間（ET_{50}）も，アミトリプチリンやトラゾドンは3週間以内で，抗うつ効果が迅速に現れたかのように見えますが，実はこれらの薬物が睡眠を改善させて抑うつ状態評価点の改善につながっていると考えられました。米国ではトラゾドンが抗うつ薬としてよりも，睡眠導入剤として使われていると聞きます。他方，ET_{50}が5週間を超えるのはボルチオキセチンやパロキセチンであり，これらの薬剤は遅効性と考えられました。多くの抗うつ薬で，抗うつ効果は4週後から12週後にかけて1.5倍に増加しました。投与量と効果の関係に線形性（量を増やせば増やすほど効果が大きくなる関係性）は認められませんでした。

　線形性はなくとも，抗うつ薬の投与量と効果の関係は逆U字型（ベル型）を示すことがしばしばあります[3, 14, 15]。つまり，投与量を増やせば増やすほど抗うつ効果が大きくなるわけではなく，ある投与量までは効果が増しますが，それ以上増やすとむしろ効果が減るのです。ストール[10]によると，抗うつ薬の投与開始から増量に至る過程で，縫線核のセロトニン細胞体周囲に分布するセロトニントランスポーターが抗うつ薬により阻害されてセロトニンが蓄積します。その際に，セロトニン細胞体周囲に分布するセロトニン $5\text{-}HT_{1A}$ 自己受容体が，これらのセロトニンにより刺激されて当初はネガティブフィードバックがかかり，セロトニンの生合成が低下します。しかし，抗うつ薬の連日投与によりセロトニン $5\text{-}HT_{1A}$ 自己受容体がダウンレギュレートされて，ネガティブフィードバックがかからなくなりセロトニンの生合成が回復して抗うつ効果が発現することになるのです。ちなみに，縫線核でダウンレギュレートされたセロトニン $5\text{-}HT_{1A}$ 自己受容体はセロトニン細胞内でリサイクリングされて細胞膜で再構築されます。著者の考えでは，さらに抗うつ薬を増量すると増加したセロトニンが，残遺した，もしくは再構築されたセロトニン $5\text{-}HT_{1A}$ 自己受容体を再度刺激してしまうために再びネガティブフィードバックがかかって抗うつ効果が減弱します[14, 15]。つまり，抗うつ薬の投与量と効果の関係は図8-1のように逆U字型（ベル型）となり，抗うつ薬には至適用量が存在するということになります。このことを念頭に，抗うつ薬を少量から始めて漸増し，増量しても効果が増えない，もしくは減弱するときには減量することも必要です。このような滴定により，その抗うつ薬のその患者における至適用量を同定できるのです。

　他方，双極性障害の抑うつエピソードつまり双極性うつ病に対しては，できるだけ抗うつ薬は使わないという原則があります。それは，抗うつ薬により賦活症候群や躁転を生じる危険性があるからです。そこで，まずは気分安定薬を基本に，ルラシドンやオランザピン，クエチアピンなどの第二世代抗精神病薬を併用することが多いのですが，それでも気分が上がっ

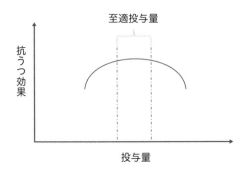

至適投与量

抗うつ効果

投与量

図 8 - 1 抗うつ薬の投与量と効果の関係

てこないときには SSRI などの抗うつ薬を追加することになります。ただし，三環系抗うつ薬は躁転の危険性が大きいので使いません。

　以下はガイドラインには書かれていないことですが，双極 II 型障害の抑うつエピソードに SSRI などを気分安定薬に追加しても気分が上がらないときに，著者は慎重に気分安定薬を減量・中止して SSRI 単剤とする選択肢もありと考えています[16, 17]。それは，抗うつ薬の抗うつ効果発現を気分安定薬が阻害する可能性があるからです[16]。図 8 - 2 の 1) から 5) にそのことを説明しました。これらは軽躁エピソードと抑うつエピソードを生じた双極 II 型障害の患者に，気分安定薬を入れることで気分の波が上下から抑制されて，波の高さが小さくなること，この状態で抗うつ薬を入れても，抗うつ効果が跳ね返されて，うつが良くならない患者が存在すること，このような場合には気分安定薬を漸減・中止することで抗うつ効果が出やすくなること，そのままでは元気が出すぎるので抗うつ薬の減量が必要なことがあることを，順次図示したものです。

　双極 II 型障害の抑うつエピソードにおける SSRI の単独投与に関しては，カナダの国際双極性障害委員会のガイドラインも選択肢として挙げていますが，著者の提案は，最初から単剤投与ではなく，気分安定薬や第二世代抗精神病薬を投与してもなお抑うつエピソードが改善しない場合に，慎重

1）軽躁エピソードと抑うつエピソードを生じた双極 II 型障害の経過

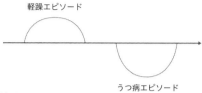

2）気分安定薬の効果

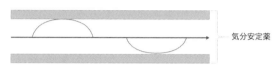

リチウムなどの気分安定薬を投与すると，気分変動が制限されて気分の波が小さくなります。

3）気分安定薬による抗うつ薬の阻止作用

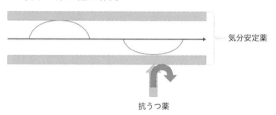

抗うつ薬を加えてもその抗うつ効果は気分安定薬に跳ね返されてしまう患者が存在します。

4）気分安定薬を外すことの効果

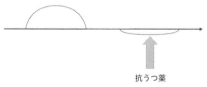

気分安定薬を漸減・中止して抗うつ薬のみにした状態にすると，抗うつ薬の抗うつ効果が発現しやすくなります。もちろん，賦活症候群や躁転には注意が必要です。

5）抗うつ薬の減量

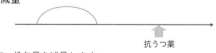

状態に応じて，投与量を減量します。

図 8 - 2　気分安定薬を外すことで抗うつ薬の効果発現を促進する方法

に抗うつ薬単剤にするということです。本邦におけるガイドラインでは，気分安定薬や第二世代抗精神病薬の投与がうまくいかない場合の薬物療法の示唆はなく，次の手は修正電気けいれん療法になっていますので，著者の提案はガイドラインの空白を埋める実臨床の示唆としての意義はあるのではないかと思います。なお，双極Ⅱ型障害の抑うつエピソードにおける抗うつ薬の反応性は，まったく効かない患者から適切に効果が出る患者，さらには過剰な効果（賦活症候群や躁転）が出る患者まで個人差が大きく，それが予測できない以上，慎重に投与すべきであることは言うまでもありません。

　さて，従来のモノアミン仮説ではモノアミンの不足に原因を求めていましたが，抗うつ薬を投与してモノアミンの再取り込みが阻害される時間よりも随分遅れて抗うつ薬の抗うつ効果が現れます。先述したように，縫線核のセロトニン 5-HT_{1A} 自己受容体が，抗うつ薬のセロトニン再取り込み阻害作用により蓄積したセロトニンで刺激されて，セロトニンの生合成にネガティブフィードバックがかかります。また，抗うつ薬を連日投与することで，セロトニン 5-HT_{1A} 自己受容体がダウンレギュレートされてネガティブフィードバックがかからなくなり，セロトニンの生合成が増加しシナプス間隙へのセロトニン分泌が増加することも，抗うつ薬の効果発現に時間がかかる理由のひとつと考えられるようになりました。さらに，抗うつ薬により増えたモノアミンの刺激をシナプス後神経の受容体が受けた後で，細胞内のセカンドメッセンジャーが賦活されて brain-derived neurotrophic factor（BDNF）などの成長因子が増えることにも時間がかかります。BDNF は，神経新生や，未熟な神経細胞の成長を促し，成熟した神経細胞の機能を高めます。また，樹状突起の棘（スパイン）を増やし，シナプスの生成や維持に関与しています。ここまでの変化が生じるのに相当な時間がかかるために，抗うつ薬を投与してもなかなか抗うつ効果が出ないということになります。図8-3に，抗うつ薬を投与してから脳内で生じると推定される変化を示しました。

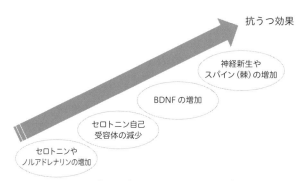

図 8 - 3　抗うつ効果が出るまでの脳内変化

2.　気分安定薬

　気分安定薬の概念としては，気分が上がると抑え，気分が下がると賦活し，さらには再発予防効果を発揮する薬物ということになります。つまり，気分の波を上下から平らかにしてくれる薬物で，現時点でリチウム，バルプロ酸，カルバマゼピン，ラモトリギンの 4 つがあります。この中で，リチウム，バルプロ酸，カルバマゼピンは，「抗躁効果＞抗うつ効果」で，「躁や軽躁の再発予防効果＞うつの再発予防効果」ですが，ラモトリギンは逆に「抗躁効果＜抗うつ効果」で，「躁や軽躁の再発予防効果＜うつの再発予防効果」です[13]。

　オランザピン，クエチアピン，ルラシドンなど第二世代抗精神病薬も少量では抗うつ効果を示し，増量すると抗躁効果を示すことがあります。しかし，多くの薬物が再発予防効果の評価に際して，急性期の気分エピソードの治験を完了した患者を維持療法期へ導入して再発予防効果を見ています。これはエンリッチメントデザインと言い，急性期に効果があり副作用も許容された患者を維持療法期で観察するというセレクションバイアスがかかっています。つまり，急性期に反応があった患者を対象に維持期における反応を見ていますので効いて当たり前かもしれません。さらに，数年

にわたる再発予防効果のエビデンスに乏しいことからさらに検討する必要があると言えます。

　気分安定薬の中ではリチウムが最も歴史があり臨床的に広く投与されています。そもそも原子番号3番の元素であり，水道水や穀類にも含まれているために，誰もがそれとは知らずに微量なリチウムを服用していることになります。リチウムは双極性障害のみならず，単極性うつ病の増強療法や自殺関連行動，認知症にも奏効する可能性が高いと考えられています[13]。単極性うつ病におけるリチウムの効果に関してのメタ解析[21]によると，抗うつ薬抵抗性うつ病に対するリチウムの増強作用はプラセボより有意に大きく，単極性うつ病の再発予防効果に関してもリチウムはプラセボよりも有意に大きくなりました。自殺関連行動に対するリチウムの効果のメタ解析[22]によると，双極性障害患者の自殺関連行動に対して，リチウムはプラセボや無治療，他剤よりも有意に予防効果がありました。

　双極性躁病の治療薬に関するメタ解析[7]において，投与開始3週間から4週間後のデータを用いて解析したところ，カルバマゼピン，リスペリドン，ハロペリドール，オランザピン，クエチアピン，アリピプラゾール，バルプロ酸，リチウム，パリペリドン，アセナピンの順に抗躁効果が大きく，プラセボとの差は有意でした。しかしながら，薬剤間の有意差はほとんどありませんでした。双極性障害治療の最終目標が再発予防にあるとすれば，予防効果に関してエンリッチメントデザインではないエビデンスのあるリチウムを躁病においても使用するのが適切と考えられますが，リチウムの効果は即効性ではありませんので，躁状態を速やかに改善させるには治療開始時からリチウムに第二世代抗精神病薬を併用して投与することが有用と考えられます。

　双極性うつ病の治療薬に関するネットワークメタ解析で第二世代抗精神病薬を対象にした研究[6]では，ルラシドン，オランザピン，クエチアピンがプラセボよりも有意に抗うつ効果があり，アリピプラゾールはプラセボと有意差がありませんでした。リチウム単剤の抗うつ効果に関するメタ解

析[8]によると，双極性うつ病に対するリチウムの抗うつ効果はプラセボと有意差傾向となり微妙でした。抗うつ薬とリチウムの抗うつ効果の比較も有意差傾向となり，これも微妙でした。双極性うつ病に対するリチウムの抗うつ効果と単極性うつ病に対するリチウムの抗うつ効果の比較では，全体では有意差はありませんでしたが，二重盲検の単剤治療に絞ると，リチウムは双極性うつ病の方に有意に効きました。実は，リチウム単剤の抗うつ効果発現には0.9mEq/L程度の高いリチウム濃度が必要である[23]ために，メタ解析の対象となったランダム化比較試験でリチウム濃度の低い研究が含まれたこともあいまいな結果の一因と考えられます。躁病のところでも述べましたが，双極性障害治療の最終目標が再発予防にあるとすれば，リチウムを双極性うつ病に対して使用することが望ましいと考えられます。しかし，0.9mEq/L程度の高いリチウム濃度が必要ということになるとさまざまな副作用が生じることが考えられますので，ひとりひとりの患者においてリチウムの効果と副作用を天秤にかけたうえでの治療薬の選択を患者と一緒に考えること（共同意思決定：Shared Decision Making：SDM）が必要となります。手指振戦のために仕事に支障が出る患者に対しては，リチウムではなく，ラモトリギンなどの気分安定薬やルラシドンなどの第二世代抗精神病薬を投与することもありでしょう。

　双極性障害の再発予防に関して，再発予防に必要なリチウム濃度のメタ解析[5]によると，躁の再発を半分に抑えるのに必要なリチウム濃度は0.5mEq/L，うつの再発を半分に抑えるのに必要なリチウム濃度は1.05mEq/Lでした。したがって，うつの再発予防が重要となる双極Ⅱ型障害の方が躁の再発予防が重要となる双極Ⅰ型障害よりもリチウム濃度を高く維持する必要があります。なお，ラモトリギンは双極Ⅱ型障害の再発予防効果の方が双極Ⅰ型障害の再発予防効果よりも有意に大きい[12]ので，双極Ⅰ型障害の再発予防にはリチウムなどの気分安定薬を使い，双極Ⅱ型障害の再発予防にはラモトリギンを使うという使い分けも可能です。

　最後になりますが，リチウム服用中の患者に非ステロイド系消炎薬

（NSAIDs）を併用すると，リチウム中毒をきたす危険性が大きいことに注意が必要です[18]。アセトアミノフェン（カロナール）はネット上では大丈夫という情報が流れていますが，リチウムとの併用でリチウム中毒を来したという報告があり，併用すべきではありません。最近の研究で，併用によるリチウム濃度上昇の程度が，イブプロフェン・ジクロフェナク＞アスピリン＞降圧剤・利尿剤，であることが判明しました[9]。それでは，痛みを訴えたときには何を投与すればよいのか？ということですが，著者の経験や知る限りでは，頭痛には漢方薬（呉茱萸湯®，五苓散®，葛根湯®，抑肝散®など），エチゾラムの頓用使用，トリプタン製剤の頓用使用，腰痛にはSNRIsの慎重投与，プレガバリンの投与などが選択肢の候補となります。これらの方法がうまくいかない場合には，リチウムを諦めて，バルプロ酸やラモトリギンなど他剤へ切り替えることになります。切り替えてしまえば，NSAIDsも使用可能となります。SDMの一環として，患者とよく話し合って，どのように対応するか決めていくことになります。

文　献

1. Cheng, Q., Huang, J., Xu, L. et al. : Analysis of time-course, dose-effect, and influencing factors of antidepressants in the treatment of acute adult patients with major depression. Int. J. Neuropsychopharmacol., 23 ; 76-87, 2020.

2. Cipriani, A., Furukawa, T.A., Salanti, G., et al. : Comparative efficacy and acceptability of 21 antidepressant drugs for the acute treatment of adults with major depressive disorder: A systematic review and network meta-analysis. Lancet, 391 ; 1357-1366, 2018.

3. Hamza, T., Furukawa, T.A., Orsini, N. et al. : A dose-effect network meta-analysis model with application in antidepressants using restricted cubic splines. Stat. Methods Med. Res., 2022 ; 9622802211070256.

4. Horowitz, M.A. & Taylor, D. : Tapering of SSRI treatment to mitigate withdrawal symptoms. Lancet Psychiatry, 6 ; 538-546, 2019.

5. Hsu, C.W., Tsai, S.Y., Tseng, P.T. et al. : Differences in the prophylactic effect of serum lithium levels on depression and mania in bipolar disorder: A dose-response meta-analysis. Eur. Neuropsychopharmacol., 58 ; 20-29, 2022.

6. Kadakia, A., Dembek, C., Heller, V. et al. : Efficacy and tolerability of atyp-

ical antipsychotics for acute bipolar depression: A network meta-analysis. BMC Psychiatry, 21 ; 249, 2021.

7. Kishi, T., Ikuta, T., Matsuda, Y. et al. : Pharmacological treatment for bipolar mania: A systematic review and network meta-analysis of double-blind randomized controlled trials. Mol. Psychiatry, 27 ; 1136-1144, 2022.

8. Rakofsky, J.J., Lucido, M.J. & Dunlop, B.W. : Lithium in the treatment of acute bipolar depression: A systematic review and meta-analysis. J. Affect. Disord., 308 ; 268-280, 2022.

9. Scherf-Clavel, M., Treiber, S., Deckert, J. et al. : Drug-drug interactions between lithium and cardiovascular as well as anti-inflammatory drugs. Pharmacopsychiatry, 53 ; 229-234, 2020.

10. Stahl, S.M. : Stahl's essential psychopharmacology: Neuroscientific basis and practical applications. Third edition. Cambridge University Press, UK, 2008.

11. Stahl, S.M. : Stahl's essential psychopharmacology: Neuroscientific basis and practical applications. Fifth edition. Cambridge University Press, UK, 2021.

12. Terao, T., Ishida, A., Kimura, T. et al. : Preventive effects of lamotrigine in bipolar II versus bipolar I disorder. J. Clin. Psychiatry, 78 ; e1000-e1005, 2017.

13. 寺尾岳 : 双極性障害の診かたと治しかた. 星和書店, 東京, 2019.

14. Terao, T., Ishii, N., Hirakawa, H. et al. : Is the bell-shaped dose-response curve of the selective serotonin reuptake inhibitor due to 5-HT$_{1A}$ auto-receptors? Med. Hypotheses, 140 ; 109681, 2020.

15. Terao, T. : Dampening antidepressant effects via 5-HT$_{1A}$ auto-receptors. Acta, Psychiatr. Scand., 143 ; 94-95, 2021.

16. Terao, T. : Should medications with little or no efficacy be prescribed when treating bipolar disorder? Bipolar Disord., 23 ; 832-833, 2021.

17. Terao, T. : Neglected but not negligible aspects of antidepressants and their availability in bipolar depression. Brain Behav., 11 ; e2308, 2021.

18. 寺尾岳 : Lithium と鎮痛剤. 臨床精神薬理, 25 ; 507-511. 2022.

19. 寺尾岳 : 臨床精神薬理学者からみた双極性障害抑うつエピソードのガイドライン. 臨床精神医学, 52 ; 817-824, 2023.

20. 寺尾岳 : 8 章　精神科治療学・薬物療法. 精神科専門医テキスト, 日本精神神経学会, 新興医学出版社, 印刷中.

21. Undurraga, J., Sim, K., Tondo, L. et al. : Lithium treatment for unipolar major depressive disorder: Systematic review. J. Psychopharmacol., 33 ; 167-176, 2019.

22. Wilkinson, S.T., Trujillo Diaz, D., Rupp, Z.W. et al. : Pharmacological and somatic treatment effects on suicide in adults: A systematic review and meta-analysis. Depress. Anxiety, 39 ; 100-112, 2022.

23. Worrall, E.P., Moody, J.P., Peet, M. et al. : Controlled studies of the acute antidepressant effects of lithium. Br. J. Psychiatry, 135 ; 255-262, 1979.

第9章　リワーク協会認定施設を目指すために

要　斉

　リワーク施設認定とは，一般社団法人日本うつ病リワーク協会が行っている，医療リワーク施設の品質保証制度です。医療リワークは，たとえこの認定を受けていなくても，医療法や診療報酬上は問題なく運営できます。施設認定の狙いは，「医療リワークの質を高める方向性を明示することで，全医療リワーク施設に対して，利用者や社会に役立つ自律的な改善活動を動機づけること」と著者は認識しています。詳細は，https://www.utsu-rework.org/list/certified.html をご覧ください。近い将来，この施設認定が診療報酬上にも反映されることが，質の高いリワーク施設の確保に役立つと思います。

　著者の経営する「かなめクリニック」は 2020 年 10 月に施設認定を受けることができました。当院の経験を通して，施設認定に合格するためのポイントを紹介します。

1. リワーク施設認定の流れ

1. 日本うつ病リワーク協会年次大会に合わせて開催される説明会に参加
2. 「施設認定申請書」を事務局へ提出
3. 事前提出書類（パンフレット，プログラム表などが協会より提出書類

として指定されている。リワークで実際に用いているものを揃える。もしも足りないものがあれば，新たに作成する）を2部ずつ揃え事務局へ提出し，書類審査を受ける。

4. 協会派遣の調査員2名による2日間訪問を受けての訪問調査を受ける。
5. 中間的結果報告
6. 補充的審査（補充的書類審査：再訪問なしでの改善事項の提出。補充的実地調査：再訪問を受けての指摘事項の改善確認）
7. 最終結果報告

　説明会へ参加することで，上記の流れをより詳しく聞き，不明なことを確認することができます。事前書類提出の段階では，完璧にと考えすぎると進まなくなりますので，ある程度のところで，とりあえず現時点の自院の取り組みをさらけだす覚悟で提出してみるのがよいと思います。自院に足りていないものがあれば，協会から指摘があります。その時点で不足しているものがあれば，問い合わせながら準備し，以後に取り入れていきましょう。当院が2019年1月に受けた2日間の訪問調査では，当院リワークの中心スタッフ1人が付き，2人の調査員が現状確認を計8時間かけて進めていく流れでした。途中で当院医師との面会も15分ほどありました。振り返ってみると，大変な作業を熱心に，親身になって，丁寧に，公正に進めてもらったことに頭が下がります。

2. 当院の中間的結果報告

当院で指摘を受けた主な内容は以下の通りです。

【第Ⅰ領域　2. および3.】
• 導入に関する受け入れ判定会議等が実施されていない。
• 学生の利用を認めている。

• プログラムは協会が必須とする回復段階に応じた区分になっていない。

【第Ⅱ領域　1-(2)-②】
• 1日勤務の産業医が配置されているが，当該医師の診療やスーパーバイ
ズ等の関わりを確認できなかった。

【第Ⅲ領域　1-(1)(3)(4)】
• 参加日数を調整する際に確認すべき内容や基準，ルールが決められてい
ない。
• プログラム「中断」のルールが明記されていない。

【総評】
• 患者や事業場等への細かな配慮を行い，地域や産業からも信頼されるク
リニックであることは高く評価すべき点である。リワークにおいては，
改めてガイドラインに沿った上記の見直しが必要。
• 補充的実地調査：必要
• 補充的実地調査で上記指摘事項がすべて改善されないと，最終報告で認
定されない。

　上記の内容に，当初は厳しい指摘を受けたと感じ，スタッフともども戸
惑い，ショック，落ち込みを覚えました。とはいえ，ひとつひとつを丁寧
に，定められた施設基準ガイドラインと見比べていく中で，何を求められ
れ，どうすればよいのかが見えてくると，気持ちも前向きに変わります。
リワークでよく語られる「ピンチはチャンス」，「今ここからできることに
目を向ける」，「自分だけで頑張ろうとしすぎずに，まわりの力を上手に借
りる」場面となりました。今，改めて読み直すと，当院の良い点の明記と
合わせて，ガイドラインに沿った客観的指摘をしてもらい，具体的で明確
かつアサーション的な内容として大変腑に落ちます。

3. 当院の行った見直しのポイント

① リワーク導入から中断基準までを明確化する

　リワーク導入前に，プログラムに導入しても問題ない状態に患者の体調が回復しているかの確認と判定が必要になります。それまで当院は，当院医師が導入時の診察にて，リワーク導入の可否を経験的に判断していました。それを改め，表9-1のようなリワーク導入判定シートとして明確化したものを作成し，それに沿って医師とリワーク多職種スタッフとが協議して，導入の可否を判定することとしました。導入とならない場合の対応方法やその後のフォローも同シート内に明確化しています。

　リワーク導入判定シートの中で，4.集団適応について，は当院の経験からの視点です。リワークは集団療法の性質上，利用者の過去の集団適応について，情報を集め見通しを立てておくことが大切と考えています。学生の頃より集団での不適応が繰り返されていたり，もとより集団が苦手で一人を好む性質の方では，新しいリワーク集団への適応は，そうでない方と比べてハードルが高くなると感じます。そのような方がリワークに向かないということではなく，リワークへつなげる際には工夫や配慮をより意識する必要があるとの観点です。また，経済状況を確認しておくことも重要です。貧困妄想ではなく，金銭的な現実的困窮となっていては，リワークは当然うまくいきません。その問題への対処が最優先です。

　この導入基準を設けることによって，患者さんや，紹介していただいた他院主治医へも，きちんと根拠を伝えられる形となりました。このように面倒くさがらずに，基準を明確化する作業（標準化作業）に取り組んでおくことが，質の担保と向上に大変有用であることが，施設認定を受けてわかりました。自院での取り組みを，認定調査を通して客観的に見てもらい，指摘を受けることで，はじめて明確となっていない点や，言語化されていない点が浮かび上がってきます。リワークで利用者が振り返りを行

表 9 - 1　リワーク導入判定シート

◆リワーク導入判定　　患者様名：カルテ番号（　　　　　　）（　　　　　　　　　　　　様）　歳
　　　　　　　　　　　　　お勤め先（　　　　　　　　　　　　　　）職種（　　　　　　　　　　）

　　診察での情報、以下の判定基準を基にリワーク担当医、リワークスタッフ 2 名以上にて導入可能か
を総合的に判断する。

1．生活リズム
□睡眠リズムが戻っている（ここ 1 か月以上）
　・現在の睡眠時間：就寝（　　：　　）〜起床（　　：　　）　平均睡眠時間：（　　）時間
　・通常の睡眠時間：就寝（　　：　　）〜起床（　　：　　）　平均睡眠時間：（　　）時間
　・朝 8 時には起きれている。平均睡眠時間が 6 時間以上（または、通常の時間に近づいている）
□活動のバランス
　・週 2〜3 回程度、屋外活動（買い物、図書館、散歩等）が行える。
　・家事など家庭内での活動、ＴＶ視聴（映画）が 2 時間程度継続して行えるようになっている

2．検査
□著しい認知機能の低下、重度の鬱状態でない
　・ＳＤＳ　　　（　　　　　）点　（19 項目：　　　）
　　判定基準　SDS：56 以上、（19 項目 3 以上はデイケアを検討）
　・ＳＡＳＳ　（　　　　　）点
　　判定基準　SASS：21 以下
　・ブルドン抹消検査　　平均（　　　）秒 、脱漏数（　　　）個、　誤数（　　　）個
　　判定基準　ブルドン抹消検査：45 秒以上、脱数 70 個以上
　※実際以上の値と考えられる場合や、ASD 傾向による点数の偏りがある場合には、備考欄に記載

3．気分、体調
□休職直後よりも焦りやイライラが取れてきていると自覚できている
□元々の興味・関心があったことの一部以上が戻ってきている（予診表③3 の項目が⑵以上）
□暴力行為、自傷行為が過去半年以上行われていない
□内科的、外科的疾病による治療および参加の制限がない

4．集団適応について
健康だった時（学生時代、会社にて）は、集団適応への問題はなかったか
　　□得意、全く問題なし　　　□普通　　　□少し苦手　　　□苦手

　過去のエピソード、特記があれば記載（例：休み時間はどうやって過ごしていましたか？）

156

表 9 - 1 （つづき）

5．職歴、休職歴

6．家族状況（家族図、結婚歴など）、経済状況

7．利用開始の意思

□リワークを利用できる期間が3か月以上ある。　復職期限（　　　　年　　　月　　　日　）

□家庭の事情（介護、育児、家の手伝い等）、本人の事情（習い事、資格取得のための学校や勉強等）がない。
　またはある程度の目途が立ち、リワーク利用を主として行うことへ同意している。

□自らリワークを利用する意思がある

リワーク利用目的

8．備考

◆スタッフ判定

　リワーク導入　　　　　　　可　・　1か月お試し利用　・　不可

判定者：スタッフ（　　　　　　　　　　　　）　スタッフ（　　　　　　　　　　　）

◆最終判定結果

　リワーク導入　　　　　　　可　・　1か月お試し利用　・　不可

　不可の場合　　　　　デイケア　・　　他院、他施設紹介　　・　　再診察

　※お試し利用の場合、1か月後に再度診察。

　　導入判定基準が満たせるよう改善しているか確認後、本導入となる。次回診察予定（　　月　　日）

日付　　　　　年　　　月　　　日

判定者：医師（　　　　　　　　　　）

表9-2　中断基準

1. リワーク中断基準を以下の様に設けております。リワーク利用開始後でも利用を停止する場合
があります。以下の基準と併せて、担当医師が判断し決定します。
　① リワーク標準ステップに照らし合わせて3か月以内でフル参加とならない場合
　② リワーク利用に伴い症状が悪化する、または急激な変化が見られ医師またはスタッフが利用
　　を停止した方がよいと判断した場合
　③ 週2日以上通所できない場合
　④ 集団を乱す行動、他利用者またはスタッフへの迷惑行為がある場合
　⑤ 利用規則、禁止事項が守られない場合

い、共感と合わせて、いろいろな視点からの指摘を受けることに似ている
と思います。

　他には「中断基準」も、医師が経験的に判断し、十分な基準の明確化は
なされていませんでした。当院の経験とあわせて、上記表9-2のように
規定しなおし、利用開始前の利用者への誓約書内に明示し、よく説明した
うえで、同意書をもらうようにしました。

　当院では、3カ月以内でフル参加とならない場合を中断基準としてもう
けています。これは、ひとつには、その利用者の回復が不十分であり、無
理をしてリワークを続けることで、余計に悪化させてしまうことを回避す
るためです。ほかには、なかなか回復、復職へと進まないことが、本人お
よび集団にとってマイナスの影響を及ぼすとみてのことです。これは、会
社の行う試し出勤の中断判断とも共通しています。実際には、もう少し長
い経過で徐々に適応を上げたり、回復したりする方もあり、そうすること
が治療的である場合もあります。明確な規定を設けたうえで、リワーク担
当医師と多職種リワークスタッフとが協議しながら、本来の目的に向けて
の柔軟な運用や、その地域やリワークに応じてのアレンジをしていくこと
も大切と思います。

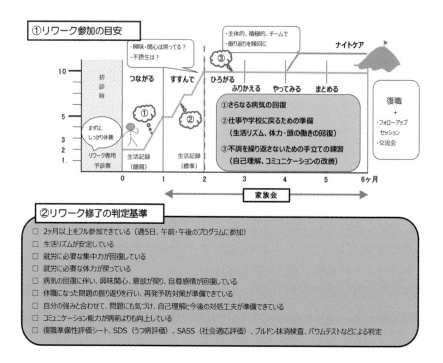

図9-1 標準リワークステップ

②リワーク利用開始から修了までを3段階に分け，基準を明確化し，段階に応じた取り組みとプログラムを設定する

　当院では認定調査を受ける前までに，図9-1のような標準リワークステップを作り，利用者の目指す取り組みや時期ごとの進捗イメージとしてもらい，運用していました。

　当院リワークの流れとしては，本質は今も同じですが，これらを協会の求めに応じて，3段階に分け，各段階の取り組みをより言語化し，図9-2のようなステップへと改めました。

　この流れについては，「第1章：リワークの現状と問題点」においても紹介していますので，ご参照ください。第1期は週2～3日より利用を開始し，個別作業や軽度のスポーツなど負荷の少ない基礎プログラムを通し

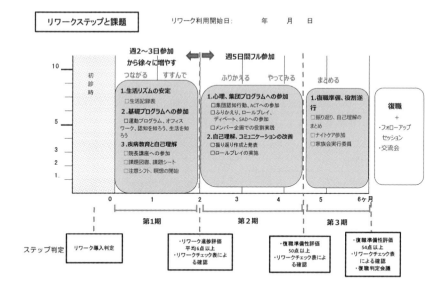

図9-2　標準リワークステップ（変更後）

てリワーク通所に慣れていきながら利用日数を段階的に増やします。新しいリワーク仲間集団へつながり，生活リズムを作り，体力づくり，頭の働きを取り戻すことを通して，病気のさらなる回復を目指します。本や講義を通しての疾病理解も進めます。

　第2期は週5日間フル参加となり，よりコミュニケーションが求められる集団プログラム，心理プログラム参加へとステップアップします。休職となった経緯や要因，再発防止策を立てる「振り返り」の作業はこの時期の取り組みの中心になります。スタッフは利用者が主体的に自身の課題に向き合っていけるように援助します。第3期は，まとめの時期です。模擬職場のワークを通じて，これまで第2期に作成した再発予防策が実際の場面で機能するかを確かめ，修正や改良を行います。また，復帰先の職場から求められる課題への取り組みや，復帰先の環境により近づけて，業務感覚を取り戻す取り組みを行います。

表9-3 リワーク進捗評価表

記入者氏名（　　　　　）

基本事項 （当院リワーク活動における適応状況）	現在の状況				達成 √	根拠
	困難	不十分	達成	アピール ポイント		
スポーツプログラムへの積極的参加	1 2	3 4 5	6 7 8	9 10		
グループワークへの積極的参加	1 2	3 4 5	6 7 8	9 10		
生活リズム・睡眠・食事の安定	1 2	3 4 5	6 7 8	9 10		
体力・集中力の回復	1 2	3 4 5	6 7 8	9 10		
頭の働きの回復	1 2	3 4 5	6 7 8	9 10		
対人関係・コミュニケーション	1 2	3 4 5	6 7 8	9 10		
興味の回復	1 2	3 4 5	6 7 8	9 10		
病気の理解、特性の理解	1 2	3 4 5	6 7 8	9 10		

　利用者の段階を上げる判定は，2カ月ごとですが，利用者の状況によっては適宜実施します。上記の表9-3に示したような，ステップごとの課題を明記したチェック表をもとに，利用者と担当スタッフとでそれぞれにチェックを行い，それをすり合わせます。利用者と担当スタッフでのズレを話し合い，進捗を確かめ，残る課題をあぶりだしていきます。当院では，第1期から第2期へ上がるための評価を，当院独自のリワーク進捗評価表を用いて行っています。第1期の改善は，復職準備性評価表（表9-3）ではとらえにくい，と考えています。復職準備性評価表は，グループの担当スタッフ全員で記入して，より客観的なものとなるようにしています。

　このように運用してみると，以前よりも，確かにいろいろな点でやりやすく，わかりやすく，良いものになったと実感しています。利用者に明示することで，取り組みがぶれにくく，フィードバックしやすく，自主的で自覚のある取り組みが促進されていると感じます。

　③その他の指摘：学生の利用を認めていること，産業医の診療やスーパーバイズ等の関わりを確認できなかったことに関して
　学生の不登校や休学時のリワーク利用をNGとして，当院の従来型精神

表 9 - 4　復職準備性評価表

	小項目	点	小計	コメント
Ⅰ. 基本項目	1. 出席率		/ 16	
	2. 眠気・疲労			
	3. 集中の持続			
	4. 体力の回復			
Ⅱ. 対人項目	5. 会話		/ 24	
	6. 協調性			
	7. 適切な自己主張			
	8. 不快な行為			
	9. 役割行動			
	10. 対処行動			
Ⅲ. 心理的側面	11. 気持の安定		/ 12	
	12. 積極性			
	13. 注意，指摘への反応			
Ⅳ. 予防・対策項目	14. 課題遂行能力		/ 20	
	15. 報告・連絡・相談			
	16. 再発予防			
	17. サポート環境の構築			
	18. 健康増進・成長			
総計			/ 72	

科デイケア利用のみとしました。産業医の視点がリワークへ導入できていることを証明（定例的なカンファレンス，スーパーバイズなど）しました。

　このようにして，当院では再審査（補充的実地調査：15万円ほど）を経て，ようやく施設認定を受けることができました。費用はかかりますが，費用対効果を十分に実感できるありがたい制度と思います。

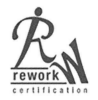

図 9 - 3　認定施設であることを示すロゴマーク

④その他のポイント

　著者が考える，リワーク施設認定を受けるうえでのその他のポイントを解説します。

■第Ⅰ領域　構造 3. プログラム（6）教育プログラム：疾病教育，服薬や生活リズムの重要性，復職までの過程などの心理教育を早期から行っているか

　疾病教育に関しては，『うつ病リワークプログラムのはじめ方』[1] の「3章：うつ病に関する心理教育」が大変参考になります。薬に関しましては，本書において，寺尾先生がわかりやすく解説されています。当院では，「生活を知ろう」というプログラムを作り，睡眠や食事，運動などの健康教育を行い，やってみることやディスカッションを入れて，グループワークとしています。

■第Ⅰ領域　構造 3. プログラム（7）集団プログラム：職場場面を想起し得る様な集団活動が行われているか

　これに関しては，当院での取り組みとして，ミーティングプログラムと模擬職場（役割遂行）について少し詳しく紹介します。

ミーティングプログラムを用いた取り組み

　当院リワークでは，事あるごとに利用者グループ間でミーティングを行うようにしています。自治的，自主的で民主的な姿勢を育むことが狙いです。アサーションスキルを用いること，話し合いを通して問題解決を進めることの実践練習となります。ミーティングでは，司会進行，板書，記録の役割を利用者に担ってもらいます。リワーク利用期間を通して，すべての役割を最低1回は行ってみるように促しています。ミーティングではスタッフも一参加者として参加します。

　話し合いのテーマは，ミーティングの中で意見を出し合い決定します。当日参加できない人は，事前に意見箱へ記名して責任の所在を明らかとする形で意見を提出してもらいます。この意見箱の運用ルールもミーティングの中で話し合って決められたものです。テーマとしてよく扱われるもの

は，スポーツプログラムで行うスポーツの種類やルール決め，掃除当番の
導入，携帯電話の使用ルール，利用者が当院で購入してほしい備品などで
す。当院スポーツプログラムには，利用者により発案された種目もありま
すし，現ルールのほとんどはミーティングで決められたものです。リワー
ク導入初期の環境になじめない不安について話し合った際には，先輩利用
者が導入初期の利用者をサポートすることの意義を確認し合い，その後は
自然にサポートする流れが作られました。スタッフから出されたテーマで
は，「院外交流禁止ルールについて」，「新型コロナ流行時の院内感染対策
の工夫について」などを話し合ってもらいました。

　ミーティングでは，意見が対立することもあれば，声の大きい利用者が
いて，他の利用者が発言できず後から不満を漏らすことなどもあります。
意見の違い，立場の違い，自身の癖などへの気づきが促されます。スタッ
フは一参加者でありながらも，観察された利用者の課題を，集団ないし個
別にフィードバックし，アサーティブな態度や発言の練習の機会としてい
けるように支援します。このようにして，自治的，主体的で民主的な姿勢
がグループに確立されると，グループ効果がより高まり，やがてはスタッ
フの負担軽減へもつながっていくように思います。

<u>役割遂行，模擬職場や職場に近いワークの具体例</u>

　当院のリワークステップ第3期では，役割遂行活動として模擬職場を設
けています。すでに休職に至った経緯を振り返り，自己特性を理解し，再
発予防策の立案まで終えている利用者が対象です。職場環境に近づけた状
況の中で，役割役職をそれぞれに担い，利用者が講じた再発予防策を行う
ことを意識して取り組んでもらいます。頭でわかるだけでなく，体験を通
しておくことで，より実践的な予防策になります。取り組み期間は約2〜
3週間です。

<u>利用者の課題</u>

* ほかのリワークプログラムと並行して，スケジュール管理しながら役割をこなす。
* 役割（上司・部下）になりきって連携・行動をとる。
* コミュニケーション・報連相の実践にてアサーションを意識する。
* 適切な休憩やリラクゼーション，体調管理を意識する。
* 「交渉」，「一人で抱えすぎず人の力を借りる」，「過集中」，「完璧主義」，「こだわり」，「断る」，「違う意見を言ってみる」など準備した各人の課題に，それらへの対策を意識して取り組む。

　以下，これまでに当院が行ってきた模擬職場の〈学校授業〉，〈新聞発行〉，〈リワーク紹介ビデオ作製〉，〈家族会でのリワーク紹介〉を紹介します。

〈学校授業〉

　教職にある利用者に模擬授業を行ってもらいます。利用者が実際に行っている授業と同じ時間配分，対象者を想定した授業（算数や国語など）です。発表日からさかのぼって約2週間程度を準備期間とし，その間に授業を行うための学習（授業）指導案を作成し，上司役であるスタッフへと報告してもらいます。これはオフィスワークの時間や，1日6時間のリワーク活動のあとの2時間（本来の1日8時間勤務を想定して）に，図書館などで取り組んでもらいます。残業や自宅に持ち帰り準備することは，リワークではNGとしています。当日の授業に必要な教材等も事前申請してもらい，現実的に可能な範囲内で準備をしてもらいます。先生役以外の利用者は生徒役を演じ，その中で，「授業中に2回は質問する」，「わかりません，と言ってみる」など，その利用者なりの課題を意識してそれに取り組んでもらいます。臨場感を出すために当日は学校のチャイム音で開始，終了しています。これまでに観察されたこととして，「決められた時間以外（昼休みや，想定している勤務時間を超えて）に準備を行う」，「こだわ

りから，教材の準備や資料の印刷などスタッフへの要望が細かすぎる」，「不安からスタッフへ何度も確認する」，などがありました。それらはすでに自己理解されているものですので，スタッフの少しのフィードバックで，あとは利用者自身が修正していきます。模擬授業をしてもらうことで，普段の活動では見えてこない活き活きとした利用者（先生）の姿を見ることができます。取り組まれた先生役の利用者からは，「実際にやってみたことで，自信が戻った」，「働く楽しさを思い出せた，やる気が出た」などの感想をもらっています。

〈新聞発行〉

　4人のメンバーが新聞発行に取り組みます。課長，課長補佐，課員2人などの役職で行います。A4用紙4枚分の記事を作

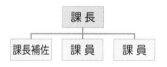

図9-4　新聞発行のメンバー

成し発行してもらいます。記事内容としては，リワーク内でのインタビュー，プログラムの紹介から，花見スポットなどの季節的な記事，近隣のグルメ記事などを話し合って作成してもらいます。グループ内で葛藤を避けるような場面（PC上のデータ収集だけになっている，アンケートの回答をまとめるだけで取材活動を行っていない，記事作成でグループ全員の意見が反映されていない）がみられたときには，スタッフは課長役にフィードバックし，グループで

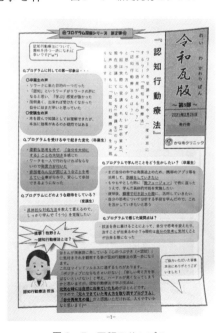

図9-5　瓦版のサンプル

の振り返りを促します。終了時には個別目標の振り返りのほかに，一緒に
働いたメンバー同士でメッセージ交換を行います（良かったところ，より
良くなるための応援メッセージ）。取り組まれた利用者からは，「つい自分
だけで作業を終わらせたくなることに気づいた。信頼して任せることの大
変さや抱え込みやすいことに気づいた」，「上司として働いているが，部下
役をして部下の気持ちがわかった」，「他の人を頼ったり相談をして方向性
を見出すところを見習いたいと思った」，「仕事となると休憩を忘れてしま
いがちだと気づいた」などの感想をもらいました。

〈リワーク紹介ビデオ作成〉

　（PRビデオ制作などの）広報業務をしている利用者を中心に４〜５名
で，リワーク紹介ビデオを制作してもらいました。ビデオを見てもらう対
象者の想定から，紹介する内容についてのアイディアの出し合い，撮影か
ら編集作業までを行ってもらいました。事前に撮影される利用者の同意を
もらい，クリニックの撮影許可ももらいます。決められた時間内に撮影
し，編集までを行い，納期を意識した時間管理が必要になります。上司役
は，業務の進捗管理を行い，部下役とよくコミュニケーションをとりなが
ら進めていきます。

〈家族会でのリワーク紹介〉

　リワークの家族会にて，家族に向けたリワークプログラムの紹介を，リ
ワーク利用者３〜４人に行ってもらいます。これは京都駅前メンタルクリ
ニックでの取り組みを教えていただき，取り入れたものです。プログラム
内容やその目的，リワークを利用しての自身の変化や感想などを，パワー
ポイントと資料を準備して，家族の前でプレゼンテーションしてもらいま
す。スケジュールを立て，進捗報告，相談を意識して進めてもらいます。

■第Ⅲ領域　運営 1. 出欠席管理 (3) プログラムへの不参加：リワークでは業務に準じ，指示されたすべてのプログラムに参加することが重要視されていることを理解し，プログラムに不参加の場合はその理由を把握できているか

　これは，苦手な仕事や嫌な仕事を自己判断で回避しすぎることが中心テーマとなっている利用者では，特に大切な視点です。一方で，中には，黙々と定められた仕事をこなしていくような製造系や，システムエンジニア系の利用者で，リワークで経験する長時間の座学や，集団活動などに本来の職場以上の負荷を感じる方もあります。特性からの苦手さとあいまって，無理にプログラムを受けると，かえって体調を崩して復職が遅れてしまう場合もありえます。その利用者が職場へ戻るうえで必要となる課題は何か，プログラムを受けることのメリット・デメリットをよく話し合うことで，「不参加の理由を把握する」ことが大切になります。

■第Ⅲ領域　運営 2. 評価 (4) 主治医との情報共有

　認定調査時のポイントは，以下の通りです。

- 他院主治医との情報共有はリワーク報告書にて，2カ月に1回以上の頻度で行われているか？
- リワークスタッフとリワーク担当医との情報共有は報告書形式で，2週に1回以上の頻度で行われているか？
- 他院主治医とは，緊急時にファックスや電話で連絡がとれる体制にあるか？

　当院での，リワークスタッフとリワーク担当主治医の情報共有は以下のような方法で行っています。
　コミュニケーションとして，当院ではPCのメッセンジャーソフト（院内

表9-5　スタッフによるマンスリーサマリーの例

【××年○月△日記載　リワーク利用2.5か月】
・出席はフル参加が安定。100%の出席率。セルフモニタリングスキルが上がり、睡眠、瞑想、百マス計算、を指標として症状把握と行動対処をしている。
・リワーク内では協調的、積極的に活動され、主体的に学ぶ姿勢が強く感じられる。ムードメーカー的なところもありメンバーとの関係も良好。断る、反対意見を言う、などはまだ行われないが、「恥をかく」を意識して自己開示を少しずつ実践。過剰適応ぎみな所は相変わらずだが、自分のコンディションなども正直に話せるようになってきている。
・時間管理スキルを継続中。仕事量の把握と、やるべきことの可視化にてコントロールする意識づけができつつある。
・振り返りは状態を確認しながらスタートしている。振り返り作業でも時間管理スキルを使いながら、計画的に実施している。
・雑誌Beなどの本を読み自己理解を進めている。

LAN）を使い，リアルタイムに双方向のやり取りができるようにして，全スタッフの報連相を活性化しています。電話連絡だと相手の業務を中断させてしまうのに対して，すぐに発信しながらも返信は相手の時間の取れるときにというのは，忙しい中での業務遂行に大変効果的だと思います。急ぎの要件は電話，大切な話はメッセンジャーよりも直接会って話し合うなど，使い分けもしています。このやり方を基本としながら，月1回15分間での，リワーク担当医師，利用者本人，担当スタッフの三者によるリワーク進捗状況確認面談を行っています。主治医が自院の医師でも他院の医師でも同様に実施しています。この面談に向けて，担当スタッフはマンスリーサマリー（活動状況のポイントのまとめ，表9-5）を電子カルテの要約欄に記載し，担当医は事前にそれを読んでおきます。利用者も，構造化シート（表9-6）にて取り組みをまとめておき，面談では，まず利用者主導で報告をしてもらいます。そのうえで，称賛すべき点をなるべく伝え，現時点での課題のポイントを話し合い，次回までの取り組みとしてもらっています。これは，リワーク導入時に主治医主導で行った見立てを

表 9 - 6　構造化シート

※5 分以内に話せるようにまとめましょう

マンスリーレビュー　　　年　　月　　日（　　）

◎診察に向けて、これまでの取り組みをまとめてみましょう。

（前回の診察のまとめ）

1.　参加状況

2.　生活リズム（睡眠・食事・活動）

3.　元々やれていた状態を 100％として、今は何％ですか？その理由は？

4.　現在リワークで取り組んでいること

5.　これまでにリワークで学んだこと・わかったこと・気づき・感想など

6.　リワークを利用していて、わからないこと

7.　診察で質問したいこと

表9‐7　リワーク報告書

リワークプログラム評価　報告書

氏名　　　　　様　（リワーク利用期間：　ヶ月）

参加開始日　　年　月　日　　　　　　　評価日　　年　月　日

心理検査

CGI-A（全般改善度・全般）1点（良い）〜7点（悪い）	/	/	/	/	/	/

ブルドン抹消検査	/			/		
	平均時間	脱数	誤数	平均時間	脱数	誤数

SASS（社会適応状態評価尺度）35点以上良好	/	/	/	/	/	/

SDS（自己評価式抑うつ尺度）39点以下正常	/	/	/	/	/	/

＜各種検査の評価尺度について＞

SASS

うつ病者の社会適応状態の自己記入式評価尺度
（社会への参加意欲の評価）
　35点以上が寛解とする

SDS

自己評価式抑うつ尺度

SDS合計点の解釈	
正常	20-39
軽度	40-47
中等度	48-55
重度	56-

ブルドン末梢試験

　一名注意作業持続法(作業能力・集中力を簡易にみる)
リワークでの指標(理想)：平均は20秒程度、脱数・誤数の
合計が6以下

全般改善度（CGI-A） Clinical Global Impression

　復職準備性を治療開始時と比較(担当スタッフからみた主体的評価)
　回避傾向(プログラムを意図的に避ける、選ぶ。ふり返りや認知療法、マインドフルネスなど必要と思われるのに、向き合おうとしなくなる)の場合は1段階下げる

1. 著名改善
2. 中等度改善
3. 軽度改善
4. 不変
5. 軽度悪化
6. 中等度悪化
7. 著明悪化

かなめクリニック
Kaname Clinic

表 9 - 7　（つづき）

△ご本人記入欄

病院・主治医：病院名（　　　　　　　　　　　　　　）・主治医（　　　　　　　　　　）先生

現在の目標：　積極参加・体力向上・緊張になれる・人前パフォーマンス向上・
　　　　　　　認知療法の修得・再発予防技法の修得・生活リズム
　　　　　　　その他（　　　　　　　　　　　　　　　　　　　　　　　　　）

通所状況【目標通所日数　　　（月・火・水・木・金・土）の　　　　　日】
・実参加日数　　　　週　　　日/のうち　　　日　参加　（平均日数）
・遅刻　　　　□なし　　　　□あり（　　　　回）
・早退　　　　□なし　　　　□あり（　　　　回）
・欠席連絡　　□欠席なし　　□毎回あり　　□時々あり　　□なし

生活リズム　　生活記録：　つけている　　時々つけている　　つけていない
　　　　　　　睡眠：　良好　　時に不良　　不良
　　　　　　　食事：　良好　　時に不良　　不良

本人コメント

1）これまでに何を学び、何を体験しましたか？

2）これまでの体験を通して、どう思い、何がわかりませんでしたか？

3）これまでの体験をどのように生かしていきたいですか？

次回までの目標

1）次に何を学び、体験し、身に着けていきたいですか？

かなめクリニック
Kaname Clinic

表9-8　リワークレポートの例

・・・・・　様の経過についてご報告させていただきます。
　リワーク利用開始後、順調に参加日数を増やし約2か月でフル参加へと進まれています。仕事場
面での抱え込み、疲れに関するモニタリング不足を自覚されており、リワークでは疲れる前に、こま
めに休憩をとることを意識して取り組まれています。〜中略〜
　リワークで観察されたところでは、自ら課題を意識して主体的に取り組む力を持っている一方、
相談のないまま一気にやろうとしすぎる所がみられました。これは職場で起こっていたことと重な
っているようです。相談の苦手さに対して、枠を設けて1〜2週間に1回、担当スタッフと相談する
形としています。休職要因に関しては、周囲に頼れず仕事の抱え込みでオーバーワークとなったこ
と、お客様対応での不安が強まり業務が嫌になっていったことなどを振り返っています。また、プラ
イベートでは・・・　〜中略〜
　〇月に入り2日体調不良で欠席がありました。当初は身体的な不調と考えて内科受診するなどし
ましたが、特別な異常はありませんでした。〇月中旬の他者の休職要因の振りかえり発表を聴き、
「自分は他の人と比べ、たいしたことのないことで休んでいる。自分の場合は能力不足が原因であ
り、やっぱり自分はダメだ」と考え落ち込んでいた時であり、精神的ストレスが身体的な不調へもつ
ながることを理解し、その受け入れが進んだように感じます。職場と同じく「リワークに行きたくな
いな」という思いが出てきたが、とりあえず行ってみることで何とかなるという体験を繰り返せて
います。今後に更なる自己理解を進めること、身体不調や不安との付き合い方、具体的な再発予防策
をまとめていくことへの援助を行っていきます。

　　　　　　　　　　　　　　　　　　　　医師サイン

もとに，担当スタッフによるマンスリーサマリーやこの面談での話し合い
によって，見立てを深めながら，利用者の働けなくなってしまったことの
中心テーマを，利用者と一緒に見つけていく作業となっています。担当
スタッフは1〜2カ月に1回，表9-7，表9-8のようなリワーク報告書
（リワークプログラム評価報告書とレポート）をまとめ，リワーク担当医
と他院の主治医へ報告を行います。
　その他に，2週ごとに担当スタッフより情報共有シート（表9-9）を
使って，リワーク担当医へ情報共有を行っています。リワーク担当医師に
とって，この情報共有シートがあるおかげで，日々の外来診療で忙しい中
にも，リワーク利用者全体の把握が容易となり大変重宝しています。情報

表9-9　情報共有シート

リワーク担当医及びスタッフの情報共有シート　リワーク担当医：院長・副院長

氏名　　　　　　　様(会社：　　　　　　)　　　報告日　　　年　　月　　日( )

区分：休職者・それ以外　利用開始年月日：　　年　　月　　日　復職期限：　　年　　月　　日

◆基本項目
- 生活記録：　つけている　時々つけている　つけていない
- 生活リズム：良好　時に不良　不良　　　　・集中の持続：良好　時に不良　不良
- 睡眠：　　　良好　時に不良　不良　　　　・日中の眠気：有・無
- 食事：　　　良好　時に不良　不良　　　　・参加の主体性：有・無
- 報告・連絡・相談：できる　時にできる　できない

◆出席率
　週5日の予定中、5日参加。(デイケアフル参加を100%とすると100%の参加)
　参加の伸び：順調　緩徐　不良

◆履修中、および履修したプログラム
　スポーツ、マインドフルネス、認知を知ろう、SAD、ディベート、認知行動、ACT、時間管理

◆コメント（気になる点・特記事項など）

　　　　　　　　　　　　　　　　　　　　　　チーム　K・N　記入者

　共有シートは，認定調査における事前書類や当日の準備書類として明記はされていませんが，必須と思われ，認定を受けるうえでの大切なポイントのひとつです。

　あわせて，月1回，リワーク・デイケアスタッフとリワーク担当医によるケースカンファレンスを行い，困難なケースやうまくいったケースをみなで分かち合い，情報を共有し，見立てを話し合い，今後の方針を検討しています。

文　献

1. うつ病リワーク研究会：うつ病リワークプログラムのはじめ方. 弘文堂, 東京, 2009.

第**10**章　リワークの将来

要　斉

　ここまで，医療リワークの現状と，知っておくとさらなるレベルアップにつながるポイント！について書いてきました。ここでは，リワークの将来に夢をふくらまして少し言及してみたいと思います。

　まず，医療リワークの活躍場所を広げることができれば，もっと効果が上がるのではと夢見ています。勤務先の上司や人事部，保健師の方々が，リワーク医療機関へと来ていただくことはよくあります。一方で，医療リワーク側が勤務先を訪問することは，現状では行えていません。医療リワークスタッフが勤務先を訪問し，現場を見させていただく，ときには現場に入って一緒に考える，リワークで身につけたものを，どのように現場で生かし取り入れていくかまでを検討する，といった介入ができればと考えています。これをコーディネート業務と言います。そのようにすることで，より勤務先との連携を強化し，現場の情報を集めて，ピントのあった本人のための理想的なサポート体制を構築できると思います。

　厚生労働省より，4つのケアの重要性が提言されています。1．本人によるケア，2．上司などの周囲によるケア，3．会社の産業保健スタッフによるケア，4．外部の医療機関によるケアです。これら4つのケアが相互に連携を強めていくうえで，医療リワークとしてはコーディネート業務が，健康保険の枠組みとしての治療の中に含まれておらず，動きにくい仕

組みなのが残念に思います。現状では，医療リワークを修了した利用者が，本人の理解と準備をもとに勤務先へプレゼンを行い，再発予防に向けての理解とサポートを引き出していく流れが中心です。本人が主体となって進める形が理想的ですが，発達障害要素を持たれている方などでは，本人の適応や職場での配慮を検討するうえで，職場に入って医療リワークスタッフと職場スタッフが協議を進める形が必要に思います。保健師の常駐していない会社などでは，なおさら必要だと思います。障害者職業センターが行う職リハリワークには，このコーディネート業務がしっかりと認められています。職リハリワークと連携して進めることは，現状でもできるようですが，医療リワーク修了後のコーディネート業務は，やはり医療リワークスタッフが行うことが効率的機能的なのではないでしょうか。訪問看護など多職種によるフィールドワークが，患者さんの地域での生活をつくり，支えていくような流れのように，多職種からなる医療リワークスタッフがフィールドワークを通して，働く人たちの定着支援などにもう少し踏み込めればと思っています。

　次は，オンラインを使った取り組みに関してです。コロナ禍にて，企業の多くはオンラインを使っての在宅ワークを取り入れていきました。就労移行支援などの福祉事業も，それに続く形でオンラインによる就労支援活動が認められるようになりました。この間，医療リワーク・デイケアに関しては，オンラインは認められず，活動に大きな支障が出ました。たとえば当院では，1カ月間，リワークとデイケアを中止する期間を設けました。その間，午前中に30分ほどのオンラインによるミーティングを無料で行い，希望される利用者の安否確認，リズム作りのサポートなどを行い，そうすることが大変有益との利用者からの評価と，私たちの手ごたえがありました。その後には，リワークとデイケアを中止したことによって，かえってリワークとデイケアの効果が再認識され，中止することなく続けてほしいとの利用者からの要望をもらい，しっかりとした対策をとって続けることになりました。利用者の限りある休職期限内に取り組みを進めなけ

ればならない医療リワークでは，治療が停滞することのダメージは特に大きいと思います。必要なときに，適宜オンラインを用いることができる体制が作られることは，医療リワークにおいては特に重要と考えています。就労支援事業所に認められて，なぜ医療リワークに認められないのだ，と私たちをはじめとして，多くの医療リワーク関係者は疑問に思っています。現在，「リワーク，オンライン」のキーワードでネット検索をかけると，たくさんの紹介が出てきます。私たちが調べた限りでは，そのほとんどすべてが，就労移行支援事業所の行うリワークをオンラインで受けられるというものでした。いろいろな視点や意見の違いがあるのが当然と思います。私たちの立場だけでみると間違えますし，不公平になります。情報をよりオープンにしたうえで，広くみんなで議論を進めていければと願います。

　オンラインの活用方法として，次のようなこともできるといいなと考えています。医療リワークは各地で行われるようになってきています。一方で，医療リワークの専門スタッフが集まり，育ち，定着するのには，運と縁と大変な労力とコストがかかることを先に述べました。経験を積んだ力のある医療リワークスタッフが，専門スタッフ不足で困っている医療リワーク施設と連携して，支援する流れがオンラインを通してできればと思います。スタッフへのスーパーバイズとしての関わりや，プログラムをオンラインを通して行う形もあります。そのようにして，各地のリワーク施設の質の底上げ的な協力体制ができれば，より心強いネットワークとなると思います。当院では，当初に，より専門的な経験ある先生方（臨床心理士，社会福祉士など）にお願いして，スーパービジョンや指導をスタッフに受けてもらったことがあります。それと同じスタイルで，スタッフを直接指導する流れです。響ストレスケア〜こころとからだの診療所の大橋昌資先生は，ミクロリワークという言葉を紹介しています。小さなリワーク施設が各地にできるネットワークのような仕組みです。たとえば，各精神科クリニックがそれぞれに小さなデイケアを運営し，主に試し出勤部分に

相応するリハビリを行います（先に当院リワークで紹介した，第1段階に近い取り組みです）。そこにプラスαとしての，オンラインでの疾病教育，生活改善，簡易な認知行動療法やミーティングなどの取り組みをあわせていく。そのようにして，2〜3カ月以内の短期医療リワークを構築することで，利用者のアクセスを容易にして，初期の方でもリワークの敷居を下げて取り組む形ができれば，社会にとっての有益度が高いように思います。リワークをより本格的に行った方がよいと思われる方は，認定リワーク施設へお願いしていくような流れの構築を考えています。もちろん，このような取り組みは，診療報酬上の反映があってのことです。現状のコスパの苦しい中に，このような取り組みを無理して担ってしまうなら，現場は疲弊して，医療リワークは途絶えるかもしれません。

　医療リワークにて最大の功労者である日本うつ病リワーク協会理事長の五十嵐良雄先生は，第13回ヘルシー・ソサエティ賞医療技術者（イノベーター）部門を受賞されています。イノベーションとは，新しい仕組みをつくり，新しい価値を生み出していくという意味です。今後も，いろいろな視点や意見を出し合いながら，医療リワークの取り組みがますます活性化して，豊かに成長していくことを心より願います。利用者，家族，社会に役立ち，治療を行う私たちにとってもやりがいのあるものとして，バランスを保ちながら持続可能な形で発展していくことを。

おわりに

　この本の企画を思いついたのが，2023年の2月23日で，要先生や中島先生に大分大学へ講義に来ていただいたときのことでした。その後，とんとん拍子に企画書が出来上がり，3月14日に星和書店の近藤氏に企画書をメールに添付して送ったところ，すぐにご快諾いただきました。4人からの原稿が集まってそれらを一体化して，「はじめに」と「おわりに」を書いている今日が5月24日ですので，3カ月で根幹部分は完成したことになります。これからさらにより良いものに仕上げていきますが，皆さん忙しい中をこの本のために随分無理をして執筆していただいたことに心から感謝します。

　改めて全体を見回すと，それぞれの著者がそれぞれの経験や知識を生かして執筆しており，「はじめに」で言及した「安心して山を登れるような，わかりやすい解説のついた地図」が完成したのではないかと思います。この本がリワークのレベルアップや施設認定に役立ち，患者の復職に貢献することを心から祈念しています。

　最近，就労移行支援事業所のリワークプログラム（いわゆる福祉リワーク）が台頭してきています。対象疾患を統合失調症にも広げていることや，復職や転職に向けたサポートを行うのみならず，復職後の定着支援も行うことが，私どもの医療リワークと異なる点です。ここで強調したいのは，医療リワークの強みは医療者が精神障害そのものを適切に受け容れながら，心理療法やジョブ・トレーニングなどを通して，職場で通用するようなスキルアップを提供できることと考えています。

　最後になりましたが，NTT東日本関東病院の秋山剛先生には復職準備性評価尺度やTEMPS-Aの発揚気質・循環気質の転載をご許可いただき，この場を借りて感謝申し上げます。また今回も，星和書店の近藤氏には大変お世話になりました。心から，お礼申し上げます。

寺尾　岳

著者紹介

寺尾　岳（てらお たけし）

大分大学医学部精神神経医学講座教授。精神科医。1985 年産業医科大学卒業。
1999 年英国オックスフォード大学へ留学。2000 年産業医科大学精神医学教室
助教授。2004 年より現職。2020 年より大分大学医学部附属病院副院長を兼任。
最近の著書に『双極性障害の診かたと治しかた』（星和書店）。

要　　斉（かなめ ひとし）

かなめクリニック院長。精神科医。1969 年鹿児島県生まれ。1993 年九州大学
医学部卒業。2006 年より北九州にて開業し，2011 年より医療リワークを行っ
ている。現在，日本うつ病リワーク協会理事。

中島 美鈴（なかしま みすず）

中島心理相談所所長。肥前精神医療センター臨床研究部。臨床心理士。2020 年
九州大学大学院人間環境学府博士後期課程修了。『働く人のための時間管理ワー
クブック』（星和書店）など著書多数。

山下　瞳（やました ひとみ）

大分大学医学部附属病院精神科作業療法士。医学博士。2005 年九州保健福祉
大学卒業。佐藤病院を経て 2007 年から現職。在職中に大分大学大学院修了。
2017 年からリワークを担当している。『精神科作業療法 研究のイロハ―エビデ
ンスを探し 読みこなし 臨床研究に役立てるために―』（共著，新興医学出版社）
がある

リワークの始め方とレベルアップガイド

2024 年 3 月 19 日　初版第 1 刷発行

著　　者　寺尾　岳，要　斉，中島　美鈴，山下　瞳
発 行 者　石澤　雄司
発 行 所　株式会社　星 和 書 店
　　　　　〒 168-0074　東京都杉並区上高井戸 1-2-5
　　　　　電話　03 (3329) 0031 (営業部) ／ 03 (3329) 0033 (編集部)
　　　　　FAX　03 (5374) 7186 (営業部) ／ 03 (5374) 7185 (編集部)
　　　　　URL　http://www.seiwa-pb.co.jp

印刷・製本　中央精版印刷株式会社

精神科とは無縁と思っていたあなたが
困ったときに精神科を味方につけるための本
こころの病への適切な対応がわかる14の短編小説集

寺尾岳 編　井上幸紀, 他 著
四六判　320p　定価：本体1,800円＋税

4名の現役精神科医が、豊富な臨床経験をもとに書き下ろした短編小説集。
様々な精神疾患の発症から治療、社会復帰に至る過程を紡いだ14編の物語は、
"精神科"の垣根を低くする一助となろう。

双極性障害の診かたと治しかた
科学的根拠に基づく入門書

寺尾岳 著
A5判　104p　定価：本体1,800円＋税

うつ病との鑑別が難しい双極性障害（躁うつ病）。正しく診断し，薬物療法
と規則正しい生活環境の確立により効果的に再発を防ぐには？　双極性障害
の基礎知識と診断方法，治療戦略のエッセンスを凝縮。

ADHDタイプの大人のための
時間管理ワークブック
なぜか「間に合わない」「時間に遅れる」「約束を忘れる」と悩んでいませんか

中島美鈴, 稲田尚子 著
A5判　176p　定価：本体1,800円＋税

いつも遅刻、片づけられない、仕事が山積みでパニックになる、と悩んでい
ませんか。日常によくある困った場面別に学べるので、改善が早い！　ひと
りでも、グループセラピーでも使用できるように構成されています。

発行：星和書店　http://www.seiwa-pb.co.jp